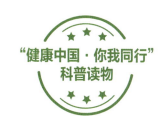

"健康中国·你我同行"
科普读物

健康生活
从"齿"开始

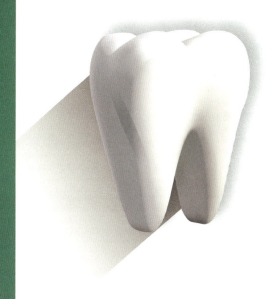

国家卫生健康委宣传司 组织编写

郭传瑸 主 编

人民卫生出版社
·北京·

图书在版编目（CIP）数据

健康生活，从"齿"开始 / 国家卫生健康委宣传司组织编写；郭传瑸主编. -- 北京：人民卫生出版社，2025. 3. -- ISBN 978-7-117-37717-1

Ⅰ. R78

中国国家版本馆 CIP 数据核字第 2025ZE9915 号

健康生活，从"齿"开始

Jiankang Shenghuo, Cong "Chi" Kaishi

策划编辑　庞　静　赵沐霖　　责任编辑　赵沐霖
数字编辑　王佳莹
书籍设计　尹　岩　梧桐影
组织编写　国家卫生健康委宣传司
主　　编　郭传瑸
出版发行　人民卫生出版社（中继线 010-59780011）
地　　址　北京市朝阳区潘家园南里 19 号
邮　　编　100021
E - mail　pmph @ pmph.com
购书热线　010-59787592　010-59787584　010-65264830
印　　刷　北京盛通印刷股份有限公司
经　　销　新华书店
开　　本　710×1000　1/16　印张：17.5
字　　数　195 千字
版　　次　2025 年 3 月第 1 版
印　　次　2025 年 4 月第 1 次印刷
标准书号　ISBN 978-7-117-37717-1
定　　价　75.00 元

打击盗版举报电话　010-59787491　　　E - mail　WQ @ pmph.com
质量问题联系电话　010-59787234　　　E - mail　zhiliang @ pmph.com
数字融合服务电话　4001118166　　　　E - mail　zengzhi @ pmph.com

专家指导委员会

顾　问　李　斌

执行主编　邬惊雷

委　员（以姓氏笔画为序）

丁　强　　于　康　　王　刚　　王　冀　　王建业

王健全　　王雪凝　　吉训明　　邬惊雷　　米　锋

李长宁　　李为民　　李新华　　吴文育　　张　罗

张　勇　　张　群　　张文宏　　周行涛　　赵　敏

胡盛寿　　胡强强　　姜　辉　　贾伟平　　倪　鑫

徐丛剑　　郭立新　　郭传瑸　　谢　杨　　谢　斌

赫　捷

出版说明

党的二十大报告指出，把保障人民健康放在优先发展的战略位置，完善人民健康促进政策。习近平总书记强调，健康是幸福生活最重要的指标，健康是1，其他是后面的0，没有1，再多的0也没有意义。

普及健康知识，提高健康素养，是实践证明通往健康的一条经济、有效路径。国家卫生健康委宣传司、人民卫生出版社策划出版"健康中国·你我同行"系列科普读物，初心于此。

系列科普读物的主题最大程度覆盖人们最为关心的健康话题。比如，涵盖从婴幼儿到耄耋老人的全人群全生命周期，从生活方式、心理健康、环境健康等角度综合考虑健康影响因素，既聚焦心脑血管疾病、癌症、慢性呼吸系统疾病、糖尿病、传染病等危害大、流行广的疾病，也兼顾罕见病人群福祉等。

系列科普读物的编者是来自各个领域的权威专家。他们基于多年的实践和科研经验，精心策划、选取了广大群众最应该知道的、最想知道的、容易误解的健康知识和最应掌握的基本健康技能，编撰成册，兼顾和保证了图书的权威性、科学性、知识性和实用性。

系列科普读物的策划也见多处巧思。比如，在每册书的具体表现形式上进行了创新和突破，设置了"案例""小课堂""知识扩展""误区解读""小故事""健康知识小擂台"等模块，既便于读者查阅，也增加了读者的代入感和阅读的趣味性及互动性。除了图文，还辅以视频生动展示。每一章后附二维码，读者可以扫描获取自测题和答案解析，检验自己健康知识的掌握程度。此外，系列科普读物作为国家健康科普资源库的重要内容，还可以供各级各类健康科普竞赛活动使用。

每个人是自己健康的第一责任人。我们希望，本系列科普读物能够帮助更多的人承担起这份责任，成为广大群众遇到健康问题时最信赖的工具书，成为万千家庭的健康实用宝典，也希望携手社会各界共同引领健康新风尚。

更多该系列科普读物还在陆续出版中。我们衷心感谢大力支持编写工作的各位专家！期待越来越多的卫生健康工作者加入健康科普事业中来。

"健康中国·你我同行"！

专家指导委员会

2023 年 2 月

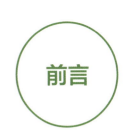

前言

　　习近平总书记在 2016 年全国科技创新大会上提出"科技创新、科学普及是实现创新发展的两翼，要把科学普及放在与科技创新同等重要的位置。"《健康中国行动（2019—2030 年）》把"健康知识普及行动"列为健康中国行动之首；鼓励卫生健康行业学会、协会组织专家开展多种形式的面向公众的健康科普活动。科技创新是科学知识增长的源头，没有科技创新，科学普及就成了无源之水；科学普及是支撑科技创新的社会根基，没有科学普及，科技创新就成了无本之木。

　　龋病、牙周疾病等常见口腔疾病不仅会导致疼痛等问题，直接影响生活质量，还可能成为全身性疾病（如糖尿病）的潜在风险因素。因此，重视并维护口腔健康，已成为提升全民健康素养、促进健康中国建设的重要一环。2015 年我国第四次全国口腔健康流行病学调查显示：我国儿童患龋呈快速增长趋势，中老年人牙周健康状况较差，老年人缺失牙修复率较低，口腔健康知识水平仍有很大的提升空间。

　　本书作为一本全面而深入的口腔健康科普读物，章节设置上包括了口腔基础知识，如常见儿童口腔疾病、牙体组织疾病、牙周组织疾病、口腔黏膜疾病、口腔颌面外科疾病，口腔修复治疗、口腔种植修复、口腔正畸治疗及口腔疾病的预防等丰富实用的内容，我们精心挑选了涵盖不同年龄层、不同生活习惯下常见的口腔问题，如牙齿的萌出顺序、龋病的形成与预防、牙周病的早期信号与干预、口腔黏膜的常见病变、智齿的管理、错殆畸形的类型和预防、义齿（俗称假牙）的选择等，让每一位读者都能在故事中找到共鸣。全书包括七十条科普内容，每个科普问题都从真实贴切的生活案例出发，这些案例不仅是问题的展现，更是警醒与启示，引导大众正视并重视自己的口腔健康。随后，本书巧妙设置了"小课堂"，将复杂的口腔专业知识化繁为简，以通俗易懂的语言和图文并茂的形式，深入浅出地讲解与口腔健康相关的基础知识。每一个小课堂都如同一位耐心的导师，手把手教会我们如何让口腔健康成为一种可实践、易坚持的生活方式。而"知识扩展"，不仅涵盖了口腔健康领域的最新研究成果与进展，还深入探讨了口腔健康与全身健康之间的微妙联系，如糖尿病与牙周病的关系、孕期口腔保健的重要性等，以利于拓宽读者的视野，激发读者对口腔健康更深层次的认识与思考。最后，针对广泛存在的口腔健康误区，本书特设"误区解读"，通过科学论证与权威解读，逐一澄清那些流传甚广的错误观念，如"乳牙要替换，坏了治不治无所谓""补牙可以一劳永逸、一步到位"等，帮助读者树立正确的口腔健康观念，避免走入误区，减少不必要的健康风险。

在本书即将付梓之际，我满怀感激之情，向所有为本书付出辛勤努力的专家们表示最诚挚的感谢。我深知，科学之海广阔无边，而个人的认知与能力有限，因此，在编写过程中，我们始终怀着一颗敬畏之心，力求以最真诚、最谦逊的态度，将所学到的口腔专业知识以通俗易懂的方式分享给各位读者。希望本书能够激发更多读者对口腔健康的兴趣与热爱，为普及口腔健康科学知识、提高全民科学素养贡献一份力量。

中华口腔医学会会长　郭传瑸

2024 年 11 月

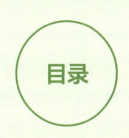

目录

认识我们的口腔大家庭

儿童口腔疾病知多少

目录

牙体组织疾病知多少

牙周组织疾病知多少

口腔黏膜疾病知多少

口腔颌面外科疾病知多少

镶牙相关问题揭秘

牙齿缺失后的口腔种植揭秘

牙齿不齐相关的正畸矫治揭秘

口腔健康，预防为先
——口腔疾病的预防措施

认识我们的
口腔大家庭

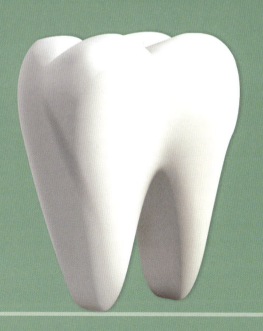

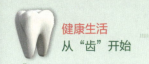
口腔内的结构比较复杂，包含很多器官、组织，是个大家庭，成员包括"父亲"（上、下颌骨等骨组织）、"母亲"（皮肤、黏膜等软组织）、"兄弟"（牙齿）和"妹妹"（舌）。其中数量最多的是"兄弟"（牙齿）这群小伙伴们，牙冠形态、牙根数目、位置和功能各不相同，但都依赖于牙周支持组织稳固于口腔中，来发挥各自的作用。口腔这个大家庭也经常与全身各系统和器官"沟通和交流"，口腔疾病对全身有影响，全身问题也会在口腔表现。促进口腔健康，有利于维护全身健康。

口腔大家庭的成员有哪些

陈阿姨今年60岁，已退休，是养生达人。自己照镜子看舌苔，无意中发现舌根的侧缘有几个红色的小突起，大小不一，不痛不痒。陈阿姨联想到肿瘤科普里提到的菜花样病变，一下子慌了神，赶紧挂号看病。口腔黏膜科医生检查后说这些小突起叫轮廓乳头，另外舌背上还有丝状乳头、叶状乳头和菌状乳头，主要功能是感受味觉，是舌体的正常结构，不是病变，更不是癌变。这是陈阿姨第一次知道舌头上还有"乳头"。

 小课堂 ● ● ● ● ● ● ● ● ● ● ● ●

1. 口腔的家庭成员

口腔是个"大家庭"。

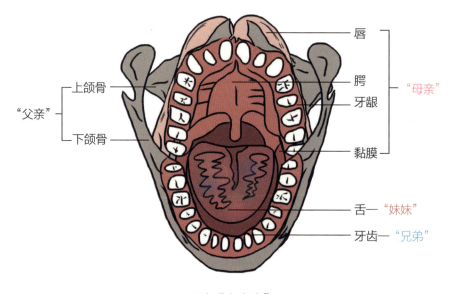

上颌骨 — "父亲" — 下颌骨

唇 — 腭 — 牙龈 — 黏膜 — "母亲"

舌— "妹妹"

牙齿— "兄弟"

口腔 "大家庭"

（1）上、下颌骨撑起口腔的主体框架，是这个大家庭的"父亲"。

（2）口腔外面覆盖皮肤，里侧覆盖黏膜，温柔呵护整个家庭，是"母亲"的角色。皮肤和黏膜过渡的位置是唇红，角质层薄，能透出里面血液的颜色，因而发红，是女生面部化妆的重点，也是春秋干燥季节容易出问题的部位。

（3）牙齿是这个大家庭淘气的"兄弟"。

（4）舌是唯一的"女孩"，被"哥哥"和"弟弟"围绕在中心，集万千宠爱于一身，是最柔软、最灵活的部位。

2. 支撑口腔的骨组织有哪些

上颌骨形状不规则，内有空腔，支撑起丰满的面颊部，并让我们发声更饱满。

下颌骨是头面部唯一能动的骨组织，非常坚硬。

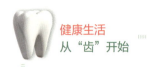

3. 覆盖口腔内表面的保护层是什么

口腔内侧的黏膜，有的非常柔软（如颊黏膜），有的非常坚韧（如上腭），恰如刚柔并济的"母亲"。

在口腔黏膜深处，有很多腺体分泌唾液，一方面保持口腔湿润，便于说话、咀嚼和吞咽；另一方面协助消化食物。正常人每日唾液分泌量为 1 ~ 1.5 升。

4. 口腔内的牙齿是群什么样的小伙伴

牙齿数量很多，一般乳牙有 20 颗，恒牙有 28 ~ 32 颗。

每颗牙齿长相不同，"脾气"不同，他们在"父母"的庇护下健康成长，团结作战，切割和嚼碎食物是他们最主要的工作。

青出于蓝而胜于蓝，牙齿"兄弟"比骨骼"父亲"还强壮，是人体最坚硬的部位。

5. 口腔内的软组织——舌体有什么特点

舌上的神经和血管非常密集，能感受万千食物的独特味道，也能捕捉最细腻、最微小的触觉。

舌还是身体健康状况的晴雨表，舌诊是中医四诊中"望诊"的关键部分。

所以灵巧的舌，不仅是口腔大家庭宠爱的精灵，也是连接全身的美妙使者。

 知识扩展

1. 咀嚼有助于心理健康

很多人以为口腔的主要作用就是吃东西——嚼碎食物，为身体获取营养，其实远不止于此，现在很多研究表明咀嚼与情绪和心理有密切关系。

吃东西的时候，牙齿和黏膜能把感觉信息传递到大脑中枢，产生一种慰藉，消除内心的压力；此外，当口腔接触食物并咀嚼和吞咽的时候，牙齿和黏膜能把感觉信息传递到大脑，在大脑摄食中枢产生另外一个兴奋区，抑制原来的紧张兴奋区，得以身心放松。

平日遇上不开心的事情，郁闷了，痛痛快快吃一顿，心情就会变好，就是这个道理。

2. 唾液的神奇功能

唾液具有很多神奇的功能，我们通常能想到的是消化、营养、润滑和清洁等。

最新的科学研究表明，唾液可以用于诊断阿尔茨海默病这类脑部疾病。阿尔茨海默病有一些特异性的生物学标志物，以前科学家研究这些生物学标志物要收集患者的血液或者脑脊液，现在发现这些生物标志物在唾液中有稳定的表达——收集唾液就容易多了。

相信随着科学研究的进一步发展，可以通过研究唾液发现更多身体的奥秘。

 误区解读

牙齿有那么多，少一颗没什么大不了

牙齿虽然数目多，但也尽量不能少。因为每颗牙齿的大小、形状和位置都不同，都有着独特的作用。

牙齿紧密排列在一起，左右相互依靠，中间少一颗，两边的牙

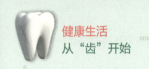
齿会向中间靠拢。慢慢其他牙齿就会出现松动、食物嵌塞等问题，这样天长日久，问题就会越来越严重。因此缺牙后一定要及时镶牙。

另外牙齿的中间有神经，能感受冷热刺激，牙齿周围有丰富的神经，能感受位置和压力，牙齿与舌、唇和颊黏膜等共同为大脑输送丰富的信号。牙齿缺失后，就无法再向大脑传递信号，即使装了假牙，也仅仅能咬碎食物，感受不到食物的温度和软硬。

缺牙无法完全修复，每一颗牙齿都弥足珍贵，我们应该好好珍惜。

牙齿团队的内心和外表是否表里如一

小明的爸爸以为牙齿像石头一样坚硬，所以经常用牙咬坚果壳和瓶盖。小明提醒他："爸爸，小心牙齿崩掉！牙齿缺了您就要遭罪啦！"爸爸不以为意："牙齿不就是用来吃东西的？掉一颗也没事，不会影响生活的。"不久，小明爸爸在咬瓶盖时硌掉了一小块门牙，他不敢笑也不敢说话，赶紧就医。听了医生的讲解，他终于意识到牙齿并不是硬如磐石，而且牙齿除咀嚼外还承担很多功能，例如辅助发音和维持容貌。

 小课堂 ● ● ● ● ● ● ● ● ● ● ● ● ● ●

1. 牙齿的组成

牙齿并不像石头那样表里如一，而是由多层不同的结构组成，比如最中间空间狭小，充满了柔软的牙神经。

从上到下看，牙齿可分为牙冠、牙颈和牙根。露在口腔中的部分为牙冠。被牙槽骨包围，在口腔内看不到的部分为牙根。牙颈是连接牙冠和牙根的部分。

从外到内看，牙齿由牙釉质 / 牙骨质、牙本质和牙髓组成。牙釉质位于牙冠的最外层，是人体最坚硬的组织；牙骨质位于牙根的最外层。中间层是牙本质，构成牙齿的主要硬组织，硬度比牙釉质低，可以支持其表面的牙釉质，并保护内部的牙髓。最里层是牙髓，内有神经和血管，牙髓是牙体组织中唯一的软组织，被牙本质包绕，具有形成牙本质、营养牙齿、感觉疼痛等功能。

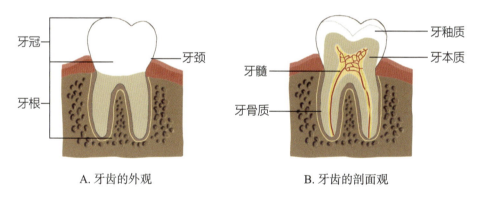

A. 牙齿的外观　　　　　　　　B. 牙齿的剖面观

牙齿的外观和剖面观

2. 牙齿的分类

牙齿形态不同，功能各异。以口角为界分为前牙和后牙，前牙包括切牙和尖牙，后牙包括前磨牙和磨牙。

（1）切牙，俗称门牙，在牙列最前部中间位置，上、下、左、右共 8 颗，包括最中间的中切牙和旁边的侧切牙，切牙的牙冠

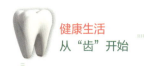

呈铲形。

（2）尖牙位于切牙后面，口角附近，俗称虎牙，上、下、左、右共4颗，尖牙有又长又大的牙尖。

（3）前磨牙在尖牙与磨牙之间，上、下、左、右共8颗，包括上颌左右侧第一、第二前磨牙和下颌左右侧第一、第二前磨牙，牙冠近似长方体，通常有两个相对的牙尖。

（4）磨牙位于牙列最后部，上、下、左、右共12颗，包括上颌左右侧第一、第二、第三磨牙和下颌左右侧第一、第二、第三磨牙，第三磨牙俗称智齿。磨牙牙冠近似立方体，体积比前磨牙更大，形态也更复杂。磨牙通常有多个牙尖，牙尖之间分布有窝沟点隙。

 知识扩展

1. **牙冠形态与功能的一致性**

在咀嚼食物时，不同类型的牙齿扮演着不同的角色，他们分工合作，共同完成咀嚼任务。

（1）切牙主要用于切割食物。

（2）尖牙的牙尖能够穿透并撕裂坚韧的食物。

（3）前磨牙不仅能够协助尖牙撕裂食物，还能够捣碎食物。

（4）磨牙的牙尖和窝沟，就像一个磨盘，能够容纳并磨细食物。

2. **牙根形态与功能的一致性**

不同类型牙齿的牙根形态也与它们各自的功能紧密相关。

（1）切牙主要负责切割食物，受力较小，牙根多为细长的单根。

（2）尖牙因处于牙弓转弯处，受力较大，牙根虽为单根，但是根长且粗壮。

（3）后牙，特别是磨牙，它们要承受较大的咀嚼力，牙根常为多根，并且有一定的分叉度，这样的结构能更好地分散和承受咀嚼时产生的力量。

 误区解读

牙齿只有咀嚼功能，没有其他作用

牙齿不仅是直接行使咀嚼功能的器官，而且在辅助发音、维持容貌方面发挥重要作用。

如果前牙缺失，舌齿音、唇齿音的发音就会受到影响，发音可能就不那么清晰了。牙、牙弓和上下颌牙的咬合关系正常可使面部形态协调美观，面部表情自然。

如果出现了多颗牙的缺失，脸颊会因失去支持而塌陷，同时面部皱纹会增加，面容显得衰老。

牙周组织如同大树周围的土壤

夏女士从未牙痛过，也从没有看过牙医。多年来有过刷牙出血、咬苹果出血的情况。夏女士总觉得牙病不是病，每次出现这种情况，都认为是上火，自己用几天"败火药"或漱口水就好了。近1周来，夏女士自觉右上后牙牙床肿胀，口腔有异

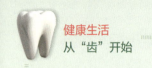
味，一刷牙就出血，再用老办法处理没见明显好转，于是去附近的口腔医院就诊，大夫诊断为慢性牙周炎。夏女士知道牙会得龋病，但不知道牙周炎这种口腔疾病，更不知道牙周具体是指什么。

 小课堂 ● ● ● ● ● ● ● ● ● ● ● ● ● ●

1. 什么是牙周组织

牙周组织是牙齿周围组织，由牙骨质、牙周膜、牙槽骨和牙龈组成，主要功能是支持、固定和营养牙齿。如果把一颗牙齿比作一棵树，那么牙周组织就相当于树根周围的土壤。所以，牙周组织又称为牙齿支持组织。

牙齿是长在上下颌骨里面的，露在口腔的部分是牙冠，埋在骨头里我们看不见的部分是牙根，连接牙冠和牙根的部分是牙颈。

牙骨质，是牙根最外层的组织，其硬度与骨相似。

牙周膜，又称牙周韧带，是一层致密的纤维组织，位于牙根和牙槽骨之间，一端埋入牙骨质内，另一端埋入牙槽骨，牙齿通过牙周膜被悬吊、固定在牙槽骨中。牙周膜具有一定的弹性，在咀嚼食物时有利于缓冲牙齿承受的咀嚼力。牙周膜中含有丰富的血管、神经和淋巴管，发挥着重要的营养供给和感觉传导功能。

牙槽骨，是包围在牙根周围的骨头。牙槽骨的代谢和改建最为活跃，会随着牙齿的萌出而增长、牙齿的缺失而萎缩。当有炎症时，牙槽骨会出现吸收和破坏。

牙龈，是覆盖在牙槽骨表面和牙颈周围的口腔黏膜。牙龈像衣服的领子一样紧贴包绕着牙颈。

2. 健康的牙龈是什么样的

牙周组织中只有牙龈是可见的，其余部分是看不到的。牙周组织的异常通常会通过牙龈的异常表现出来。

健康的牙龈为粉红色，菲薄，紧贴牙面，质地韧，微有弹性。啃咬、咀嚼不同食物时，健康的牙龈能够耐受食物的摩擦，不会出血；日常刷牙时，健康的牙龈也不会出血；健康的牙龈也不会让我们有任何不适的感觉。

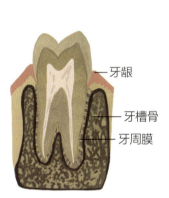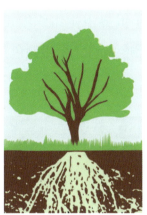

牙龈
牙槽骨
牙周膜

牙周组织模式图

 知识扩展

1. 牙周组织最常见的疾病是什么

牙周组织最常见的疾病是慢性牙龈炎，其次是慢性牙周炎。

这两种疾病的罪魁祸首都是牙菌斑。牙菌斑是黏附在牙齿表面的细菌堆积物。

慢性牙龈炎患者最常见的表现是刷牙或咬硬物的时候牙龈有出

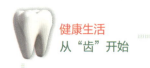
血，有时牙龈有痒、胀、不适的感觉，或者有口腔异味（口臭）。

慢性牙周炎患者最常见的表现除了有上述的慢性牙龈炎的表现之外，还有牙龈肿痛、牙龈溢脓、牙齿变长、牙缝变大、牙齿松动等表现。

2. 口腔健康的标准是什么

口腔健康是全身健康的重要组成部分。那什么是健康的口腔？

最基本的要有良好的口腔卫生、健全的口腔功能，以及没有口腔疾病。

1981 年世界卫生组织给出的口腔健康的标准是"牙齿清洁、无龋洞、无疼痛感、牙龈颜色正常、无出血现象"。

 误区解读

牙病不是病

常常听说"牙病不是病，痛起来要人命"，后半句"痛起来要人命"是事实，但是前半句"牙病不是病"的观念是错误的。

牙齿是我们人体的重要器官，食物首先要经过牙齿的咀嚼才能被更好地消化吸收，"牙好胃口好，吃嘛嘛香"这句脍炙人口的广告语说得很对，民以食为天，食以齿为先。

所以，我们要善待牙齿，做好自我口腔保健，并且定期进行口腔健康检查，及早发现问题，因为口腔最常见的两大类疾病龋病和牙周病在早期可以没有任何症状，通过医生的检查才能被发现。另外，口腔有了任何不适要及时看医生，及时诊疗以防疾病加重。

一牙"牵"全身

　　李大爷患糖尿病多年，一直没有当回事，血糖控制得也不好，最近左脚背感觉异常，被诊断为糖尿病足。这下李大爷慌了，不能再不重视了，找内科医生治疗。内科医生给李大爷调整了降糖药，同时建议去口腔科看牙。李大爷很是纳闷，血糖高和牙还有关系吗？结果口腔医生说李大爷牙龈红肿、出血，有重度牙周炎，不利于血糖控制。经过系统牙周治疗，再联合降糖药，李大爷的血糖终于稳定了，这也是李大爷第一次知道口腔和糖尿病还有关联。

 小课堂 ● ● ● ● ● ● ● ● ● ● ● ● ● ● ● ● ●

1. 牙齿不好对全身有负面影响

牙齿不好会给身体的很多方面带来负面影响。

（1）女性怀孕期间患有重度牙周病，会增加娩出早产儿和低体重儿的概率。

（2）牙周病患者口腔中的幽门螺杆菌是慢性胃炎、消化道溃疡等疾病的重要致病因子，与胃癌、胃黏膜相关淋巴组织淋巴瘤的发生密切相关。

（3）牙周感染可引起急性或亚急性感染性心内膜炎，严重的牙周病可使冠心病的发生率增加。

（4）牙髓感染和牙周病也是动脉硬化、急性心肌梗死，尤其

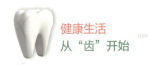
是缺血性脑卒中的独立危险因素。

（5）如果糖尿病患者伴有牙周病，牙周炎症可以抑制糖原合成，降低胰岛素的敏感性，会加速引发糖尿病患者的血管病变，诱发心血管疾病。

（6）口腔卫生差者会增加呼吸道疾病的发生率，牙周病能增加慢性阻塞性肺疾病的发生率。

（7）有牙周疾病的中年人更有可能患阿尔茨海默病或发生轻度认知障碍，牙周病导致牙齿脱落的患者，发生认知问题的概率是普通人的数倍。

2. 全身状况对口腔也有影响

不但口腔疾病对全身有影响，很多全身问题也会在口腔表现，而且可能是早期出现的症状。

（1）血糖高的人，牙龈容易出血、发炎，有些糖尿病患者最初就是通过看牙发现血糖问题。

（2）一些血液病，以及梅毒、艾滋病等通过性传播的疾病，在患者口腔有独特的表现。

健康的口腔能让身体获取充足的食物，让情感自如地表达；健康的身体能让口腔抵御细菌侵袭。口腔健康与全身健康是相互统一的，我们应该从全身健康的角度出发维护口腔健康。

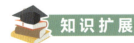
知识扩展

牙齿不好为什么会影响全身

科学研究表明，口腔疾病可以通过多种途径影响全身健康。

（1）口腔细菌等微生物可直接扩散到邻近组织和器官，比如肺和胃。口腔是消化道和呼吸道的开端，大家所熟知的"病从口入"即源于此。

（2）口腔细菌等微生物通过血液、淋巴液扩散到全身，比如心血管、肾和关节等，甚至有研究发现口腔唾液腺中的肺炎衣原体能通过三叉神经上行到大脑，与阿尔茨海默病的发生相关。

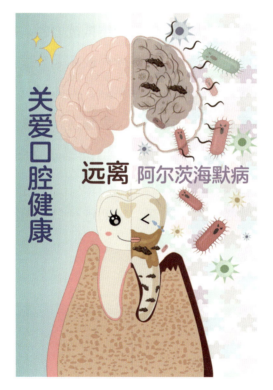

牙周病与阿尔茨海默病

（3）口腔疾病产生大量炎症因子，会引发机体的免疫反应，而异常的免疫反应会对全身的各个组织和器官造成危害。口腔最常见的龋病和牙周病都能引起牙龈和牙槽骨最深处的炎症，红肿热痛

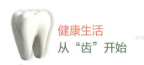
甚至流脓，头面部血运丰富，自然对全身的影响也很大。

 误区解读

牙不痛就是没有口腔问题

　　提到口腔健康，很多人认为牙齿不痛、能吃饭就是口腔健康，实则不然。以最常见的牙周病为例：刚开始的时候就是牙龈出血，时好时坏，这时候患者大多年轻，身体抵抗力强，症状不明显，甚至不痛不肿，因此很多人不在意；牙周破坏是持续性进行的过程，而且破坏是累积的，等人到了一定年龄，身体抵抗力下降，或者疾病累积到一定程度，就会突然暴发，表现为牙齿松动、牙周脓肿，痛苦不堪，这时候再想好好治疗，已经错过了最佳时期，悔之晚矣。

　　因此口腔保健必须从早做起，定期进行口腔检查，千万不要以为牙齿不痛就没事。

答案：1. B；2. D；3. ×

健康知识小擂台

单选题：

1. 正常乳牙的数量是（　　）

    A. 16 颗 　　　　　　　B. 20 颗

    C. 24 颗 　　　　　　　D. 28 颗

2. 健康牙龈的颜色是（　　）

    A. 红色

    B. 鲜红色

    C. 暗红色

    D. 粉红色

判断题：

3. 新生恒牙的萌出一定伴有乳牙脱落。（　　）

认识我们的口腔
大家庭自测题
（答案见上页）

儿童口腔
疾病知多少

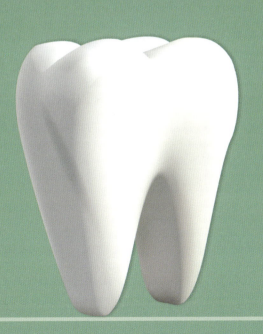

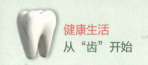

在儿童期，人的口腔经历了巨变：从没有牙到长出 20 颗乳牙，到完成乳恒牙替换，最后长出 28 颗恒牙；口腔环境也从几乎无菌的状态，到各种细菌特别是致龋菌在牙面定植，形成与成人相近的口腔环境，口腔疾病也随之而来。目前，龋病是危害我国儿童口腔健康的首要疾病，牙外伤是造成儿童牙齿缺损和缺失的第二大疾患，牙周黏膜病等疾病也威胁着儿童口腔健康，掌握儿童口腔疾病知识对保障儿童口腔健康有着重要意义。

小宝宝牙齿的萌出顺序和节奏如何

小美半年前生下了一个可爱的宝宝，从此也多了一份责任。小美对孩子的照顾细致入微，但最近发现孩子哭闹的频率提高了，还总是去啃咬东西。第一次当妈妈的小美非常紧张，于是带着疑问和担心找到医生。医生对孩子进行检查后，指着孩子嘴里牙龈上冒出的白白牙尖说："恭喜小美妈妈！宝宝开始长牙了！"经过医生的详细讲解，小美了解到宝宝长牙时会感到不适，也了解到孩子长牙时可能出现啃咬物品、流口水等情况。

 小课堂

1. 孩子什么时候开始长牙

小宝宝刚出生时是没有牙齿的，在出生后 6~7 个月开始萌出第一颗乳牙——下颌乳中切牙，通常在 2 岁半~3 岁逐渐出齐，共

20 颗乳牙，这是孩子的第一副牙齿，称为乳牙列。

健康的乳牙列对维护孩子颜面美观、咀嚼功能、营养摄入和全身发育具有重要意义。乳牙对恒牙萌出具有一定诱导作用，健康的乳牙列有利于恒牙的正常萌出和牙齿替换。

2. 孩子长牙有先后顺序吗

牙齿的萌出遵循一定时间和顺序，左右侧乳牙基本对称萌出，同名下颌牙略早于上颌牙萌出，女孩长牙多略早于男孩。一般来说，乳牙列中最先萌出的是下颌乳中切牙，最后萌出的是上颌第二乳磨牙。

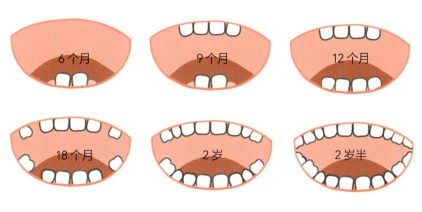

乳牙大致萌出顺序

3. 孩子什么时候开始换牙

孩子 6 岁左右时，随着恒牙胚的发育，乳牙牙根逐渐出现吸收，乳牙逐渐松动、脱落，孩子开始进入乳、恒牙替换期。到 12 岁左右乳牙全部脱落，孩子进入恒牙列时期。

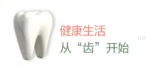
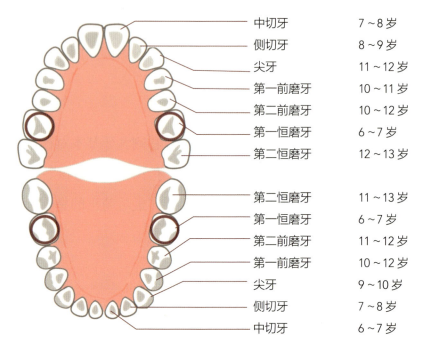

中切牙	7～8岁
侧切牙	8～9岁
尖牙	11～12岁
第一前磨牙	10～11岁
第二前磨牙	10～12岁
第一恒磨牙	6～7岁
第二恒磨牙	12～13岁
第二恒磨牙	11～13岁
第一恒磨牙	6～7岁
第二前磨牙	11～12岁
第一前磨牙	10～12岁
尖牙	9～10岁
侧切牙	7～8岁
中切牙	6～7岁

恒牙大致萌出顺序

4. 哪些因素可能会影响牙齿的萌出和替换

牙齿萌出和替换虽然遵循一定的规律，但也受到许多因素的影响，且存在个体差异。

（1）一般女孩比男孩牙齿萌出和替换时间早，营养好、身体素质强、咀嚼锻炼充分的孩子牙齿萌出和替换也会更早。

（2）龋病和一些全身性疾病，也可能通过影响牙齿发育或孩子的整体健康状况，对牙齿的萌出、替换产生直接或间接的影响。

如果孩子的牙齿萌出或替换出现明显异常，建议及时就医检查。

知识扩展

1. 乳恒牙替换是如何实现的

在颌骨内乳牙根下方的恒牙胚随生长逐渐向咬合面方向移动，启动乳牙牙根吸收，使乳牙根逐渐变短。于是，乳牙开始松动，最终脱落，恒牙萌出，完成乳恒牙替换这一个生理过程。

人类的乳牙列包含 20 颗牙，恒牙列有 28～32 颗牙，多出来的这 8～12 颗恒牙将从最后一颗乳磨牙后方萌出，萌出时其上方不会有乳牙脱落。

值得各位家长特别关注的是，孩子 6～7 岁时萌出的第一恒磨牙由于不伴有乳牙脱落，常被家长误以为是乳牙，没能得到足够重视而成为患龋率最高的恒牙。

2. 出现双排牙该怎么办

有时候孩子的乳牙尚未脱落，恒牙就已萌出，和乳牙并排出现于口腔，形成双排牙的现象。

出现这种情况，需要及时拔除未脱落的乳牙，防止以后恒牙萌出位置不正。这也提示家长应让孩子多进行一些咀嚼锻炼，促进乳牙牙根的自然吸收和牙齿的正常替换。

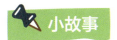 **通过牙齿判断年龄**

人类很早就有根据牙齿判断年龄的记载。古罗马帝国时期，男子在长出第二颗磨牙时即入兵役。19 世纪英国穷苦百姓因谋生需要，常虚报家中孩童年龄以多一份收入，孩子不得不在年纪尚幼时

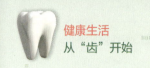
开始工作。为保护尚未成年的孩子，1837 年，一名英国牙医提出牙齿萌出有一定的时间规律和顺序，可以通过牙齿萌出状态判断孩子真实年龄，作出用工建议。1986 年著名牙齿人类学家 Simon Hillson 博士撰写的《牙齿》（*Teeth*）一书，较为系统地介绍了利用牙齿情况鉴定物种种属、判断年龄等方法。

孩子不怎么吃糖，为何还会有龋齿

　　暖暖现在 1 岁半了，还在吃母乳。三个月前暖暖妈妈发现暖暖门牙变色，倒是没什么不舒服，妈妈也没在意。最近暖暖妈妈发现孩子牙齿变色的面积越来越大，而且感觉牙面软软的，就有点着急了，带暖暖到口腔科进行检查，大夫问诊病史并进行口腔检查后，给出了低龄儿童龋的诊断，建议停止夜间喂奶，每天要做认真的牙齿清洁。暖暖的妈妈感到非常奇怪，一直是母乳喂养，又没吃过糖，怎么牙还坏了呢？

 小课堂 ● ● ● ● ● ● ● ● ● ● ● ●

1. 母乳喂养也会有龋病困扰

　　龋病是一种感染性疾病，牙面上的致龋微生物与食物中的糖相互作用产生酸性物质，酸性物质会将牙齿硬组织的矿物质溶解，导致矿物质流失。

　　母乳中含有乳糖，尽管乳糖的致龋性低于蔗糖，但孩子在吃完奶后如果不及时清洁口腔，残留在牙面上的乳糖会被口内细菌分解产生酸性物质，从而腐蚀乳牙形成龋洞。

母乳对孩子来说是优选的食物，但如果喂养方法不得当，尤其是夜间喂奶，还是会导致龋病发生的。

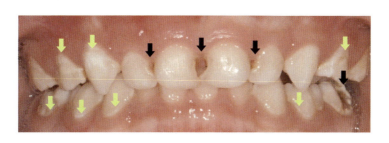

乳牙龋（黑色箭头指示龋洞形成，黄色箭头指示牙釉质有脱矿）

2. 为什么夜间喂奶容易让孩子患龋

夜间孩子口腔唾液分泌减少，处于相对静止状态，如果夜间常喂奶，又未能彻底口腔清洁，口腔内的细菌会代谢含糖食物产生酸性物质，导致牙齿逐渐龋坏。

3. 除了糖果外还有哪些食物致龋

糖尤其是蔗糖致龋是大家所熟知的，在日常生活中并不仅仅是糖果致龋，所有含糖食物和饮料都有致龋的可能，高致龋性的食物包括：糕点、果汁、糖果等。另外，pH 低的饮料也有强致龋性，如碳酸饮料。

4. 如何预防低龄儿童龋

低龄儿童龋是指 6 岁以下的孩子口腔内有龋齿，这是危害我国儿童口腔健康的主要疾病，我国 3 岁儿童超半数、5 岁儿童超过 70% 患龋。

预防低龄儿童龋需要从龋病发生发展的三要素着手。

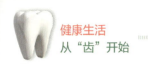
（1）有效刷牙可以去除附着在牙面上的牙菌斑，即去除了细菌因素。

（2）科学饮食，减少糖的摄入，控制餐间进食次数，都可以减少附着在牙面上的糖——致龋菌作用的底物。

（3）使用儿童含氟牙膏可以增强牙齿的抗龋能力。

 知识扩展

1. 如何科学母乳喂养

母乳是婴幼儿理想的营养来源，母乳喂养可以为婴幼儿的健康成长提供足够营养支撑。但母乳含有乳糖，乳糖在牙面留滞可被细菌分解产生酸性物质导致龋病。因此，需要科学的母乳喂养，有以下几点建议。

（1）母乳喂养应随孩子年龄的增长，从按需喂养模式向规律喂养模式递进。

（2）随着婴儿月龄增加，逐渐增加每次的进食量而减少喂奶次数，加大两次哺喂之间的时间间隔，同时减少睡眠时的哺乳次数，避免养成含乳头或奶瓶入睡的习惯，并减少夜间喂养的次数。

（3）建议 3 个月内可夜间喂养 2 次，4～6 个月减少到 1 次，6个月以后最好不再夜间喂养。

（4）从出生后就开始给孩子进行口腔清洁并养成习惯，在牙齿萌出后睡前一定要进行彻底的牙齿清洁。

2. 如何平衡牙齿健康和孩子的营养摄入

孩子生长发育需要充足的营养，包括蛋白质、脂类、糖类、维生素等。

其中添加糖仅起到提供能量的作用，根据《中国居民膳食指南（2022）》，对于学龄前儿童，2～3岁时不摄入添加糖（人工加入食品中的糖类），4～5岁应控制每天摄入添加糖50克以下。

为达到营养均衡，学龄前儿童的饮食应遵循平衡膳食的原则，每天摄入适量水，谷薯类主食，新鲜蔬菜和水果，适量鱼、禽、蛋、瘦肉以及每天饮奶。这些食物的致龋性弱，且有利于儿童的身体健康。

 误区解读

喝鲜榨果汁就不坏牙

这个观点错误。不少家长担心孩子吃水果少而采取给孩子饮用鲜榨果汁的方法，并认为鲜榨果汁没有加糖而且是新鲜的，对牙齿的影响小，但实际情况是鲜榨果汁中的高糖分和酸性物质（如柠檬酸和苹果酸）会对牙齿造成腐蚀和脱矿，从而增加龋病的风险。实际上，直接吃水果对牙齿的影响比喝鲜榨果汁要小得多。

龋病会传染或遗传吗

小圆是一个开朗的孩子，一天放学回家的路上她一言不发，妈妈察觉到她的异样，问道："今天怎么不开心呢？"小圆噘起小嘴："同学看到我牙齿黑，说我是'黑牙怪'，都离我远远的。"妈妈安慰着小圆的同时，想起了小圆爸爸嘴里的

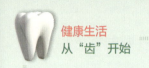
一口坏牙，经常跑医院，心里不禁想："这龋病难道会遗传？得早些去医院看看！"医生检查后建议尽早治疗孩子已经坏掉的牙齿，避免影响周围的健康牙，也告诉小圆妈妈，父母有坏牙也可能会对孩子造成影响。

 小课堂

1. 龋病会传染吗

龋病是儿童最常见的慢性感染性疾病，龋病本身不具有传染性。

但作为龋病的"始作俑者"，口腔致龋菌可以通过家庭成员之间或幼儿园小朋友间的亲密接触、共用餐具，发生个体之间的垂直传播和水平传播，从而定植于牙面形成牙菌斑。

龋坏牙齿的病损组织中大量的致龋菌生长繁殖，可传播至另外的牙面或其他部位的牙齿，因此，如果发生龋病的牙未能及时得到治疗，龋病的进展会很快累及其他牙面或牙齿。

此外，不良的喂养习惯（如喂夜奶、经常饮用含糖饮料等）也可能增加患龋病的风险。

2. 龋病会遗传吗

龋病并不是遗传性疾病，但会受到遗传因素的影响。

（1）牙齿矿化程度较低、窝沟深、唾液分泌少的人更容易患龋，还有一些发育异常的牙齿，如牙釉质发育不全或牙本质发育不全的牙齿，抗龋力不如结构正常的牙齿。

（2）牙齿形态、结构以及整个颌面部的发育都受到遗传的影响，若父母患龋风险高，孩子患龋病的风险也会增加。

（3）家长的饮食习惯、口腔卫生习惯都可能影响孩子，从而影响孩子的患龋风险。

 知识扩展

1. 龋病相关的微生物是如何传播的

微生物是龋病发生的关键致病因素，一些与龋病相关的微生物是可以在人与人之间传播的。以变异链球菌这个最知名的致龋菌为例，按其传播方式分为垂直传播和水平传播两种途径。

（1）在垂直传播中，母亲是主要的感染源，如果母亲口腔中的变异链球菌水平较高，变异链球菌就可能通过母婴之间的亲密行为或哺乳等方式，进入孩子口腔中并定植于牙面。

（2）水平传播主要发生在日常生活的同辈之间，例如在幼儿园孩子们分享食物、共用餐具和牙刷等清洁用具时，变异链球菌可附着在器具上从而在孩子们间进行传播。

2. 口腔致病菌的定植是怎么回事

变异链球菌是主要致龋菌，其在口腔中的定植是指在牙面上附着繁殖。变异链球菌等致龋菌在婴幼儿口腔中定植得越早，越容易发生龋病。

为延迟变异链球菌等主要致龋菌在口腔中的定植，我们应给孩子进行正确的口腔护理，让孩子养成良好的口腔卫生习惯，不让细菌在牙面滞留，不给致龋菌在牙面上附着繁殖的机会，同时，日常生活中尽量避免和孩子共用餐具、避免和孩子嘴对嘴亲吻等，从而防止将成人口腔中的致龋菌传播给孩子。

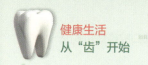

备孕妈妈应及时治疗口腔中的龋坏牙，降低自身患龋风险的同时，减少将致龋菌传播给孩子的可能。

小故事　鲁迅的牙病

鲁迅先生曾在《从胡须说到牙齿》一文中写道："我从小就是牙痛党之一，并非故意和牙齿不痛的正人君子们立异，实在是'欲罢不能'。听说牙齿性质的好坏，也有遗传的，那么，这就是我的父亲赏给我的一份遗产，因为他牙齿也很坏。"

鲁迅文中提到的牙齿性质好坏，可以理解为牙齿发育情况引起的龋病易感性不同，与他父亲有关，是父亲留给他的遗产；除此之外，家人一起生活、用餐，也可能出现龋病相关微生物的传播，而使其患龋风险增大。

只要不痛，乳牙患龋就可以不治疗吗

小明今年 5 岁了，昨天幼儿园体检后告诉小明妈妈孩子有很多龋齿，建议尽快到医院进行治疗。妈妈带小明来到医院，医生检查了孩子口腔内的情况并拍摄了 X 线片，给出了治疗方案，其中有两颗牙齿诊断为根尖周炎，需要拔除，另外还有十几颗龋齿需要做根管治疗或充填。小明的妈妈知道孩子有龋齿，但孩子平时从来就没说过牙痛，为什么就需要拔牙了呢？

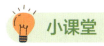 **小课堂**

1. 乳牙龋病一定会有症状吗

龋病随牙齿破坏的深度不同而有不同表现。

（1）当龋坏局限在牙釉质层（浅龋）时患牙是不会有什么症状表现的。

（2）当龋坏进一步发展波及牙本质浅层（中龋）时，患牙有可能出现进食甜食后的一过性疼痛。

（3）龋坏再发展侵及牙本质深层（深龋）时，患牙可能出现冷、热、酸、甜等刺激痛。

（4）如果龋坏导致牙髓根尖周炎，那患牙会出现自发痛、咬合痛和局部软组织肿胀。

对乳牙来说，以上症状都可能出现，但部分患者因牙齿的神经发育不成熟，也可能不表现出任何症状，或者是孩子有一过性的症状没有引起家长的重视。因此不能以有无疼痛等来作为乳牙是否有龋坏的判断标准。

2. 为什么有的乳牙坏得很厉害了也不痛

由于以下原因，最终乳牙可能坏得很厉害也不痛。

（1）因为乳牙的牙髓中神经纤维分布较稀疏，即使出现感染或坏死，症状也不明显，甚至没有症状。

（2）孩子语言表达能力不足，可能会使他们不能准确表达自己的主观感受。

（3）孩子表达了不适，但没有引起家长的重视。

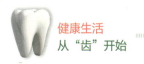
3. 乳牙龋病的治疗都有哪些方法

乳牙龋病的治疗方法从大的方面来说分为手术治疗和非手术治疗。

（1）手术治疗就是我们通常所说的补牙，也就是把龋坏的牙体组织去除，用充填材料来修复缺损的牙体组织，以达到终止病变进展并恢复牙齿功能的目的。

（2）非手术治疗是指通过改善饮食习惯、加强口腔卫生、局部使用氟化物等方法使龋病不再进展，对牙齿的损伤小，属于针对病因的治疗，尤其适用于龋病的早期阶段。

如果龋病未能及时治疗，破坏越来越严重，到了无法治疗的程度，就只能拔除患牙了。

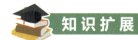
知识扩展

乳牙龋齿的危害有哪些

乳牙龋齿的危害主要包括以下几个方面。

（1）影响咀嚼功能：乳牙龋坏常会伴有牙齿疼痛，孩子不敢用患侧咀嚼硬物，从而咀嚼效能降低，影响食物的消化吸收和营养摄入。

（2）引起感染性疾病：乳牙龋坏不及时治疗会引发牙髓炎、根尖周炎等感染性疾病，这些疾病不仅会导致剧烈的疼痛，还可能引起颌面部的感染。

（3）影响恒牙发育：乳牙龋坏会影响下方恒牙的发育和萌出，可能导致恒牙釉质发育不良、萌出异常甚至牙齿排列不齐。

（4）损伤牙齿周围的黏膜组织：乳牙破损残冠会刺激黏膜组织，导致创伤性溃疡。

（5）心理影响：严重的乳牙龋坏会影响儿童的心理健康，尤其是前牙区严重龋坏时，会给儿童带来心理负担。

（6）全身影响：乳牙龋坏会导致营养不良，进而影响儿童的生长发育和机体抵抗力。

因此，乳牙龋齿的危害是多方面的，不仅影响局部口腔健康，还会对全身健康产生不利影响。家长应重视乳牙龋齿的预防和及时治疗，避免上述危害的发生。

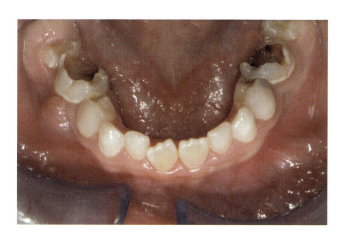

双侧下颌乳磨牙龋坏

 误区解读

乳牙要替换，坏了治不治无所谓

乳牙虽然最终会被恒牙替换，但发生龋病也是需要治疗的，因为龋病治疗在儿童口腔健康和发育中起着重要作用。

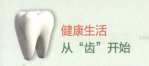

（1）乳牙的健康状况直接影响到儿童的咀嚼功能和营养吸收。乳牙早失会导致咀嚼效能降低，影响食物的充分咀嚼，进而影响孩子的营养吸收和身体健康。

（2）乳牙是恒牙萌出的向导，一方面，如果乳牙坏掉或过早脱落，相邻的牙齿会占据这个空间，导致后续替换的恒牙无处容身，可能会引起牙齿长歪或阻生牙等问题；另一方面，乳恒牙替换过程一般要持续6年左右，其间，龋坏乳牙含有大量致龋菌是新萌出恒牙的患龋危险因素。

（3）乳牙的健康还关系到颌面部的发育。乳牙不仅在咀嚼中起到作用，还在保持牙弓长度、促进颌骨发育及维持正常颌间关系上起着重要作用。

因此，保护乳牙对于整个口腔系统的健康至关重要。当乳牙出现龋病等问题时有必要进行积极治疗。

门牙被撞飞了，该怎么办

10岁的皮皮和小伙伴们正在操场上踢足球，突然远处飞来的足球砰的一声砸到了皮皮的门牙上，这颗牙应声从嘴里飞了出去……皮皮嚎啕大哭，妈妈搞不清状况，赶紧带着皮皮去了医院。到了医院后，医生问皮皮妈妈："掉出来的牙齿呢？"妈妈这才反应过来皮皮的牙还在足球场上，于是急匆匆回去找，等找到这颗牙再回到医院，就错过了最佳治疗时机，皮皮妈妈懊恼不已，真该早些掌握牙外伤的应急处理方法呀！

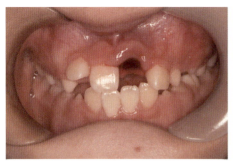

A. 左上门牙被撞飞后

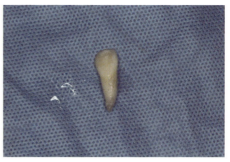

B. 被撞飞的门牙

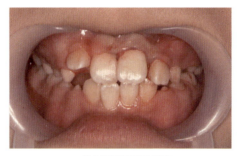

C. 将门牙植回牙槽窝

前牙全脱出后再植

 小课堂

1. 恒牙被撞飞了怎么办

恒牙被撞飞，专业名词为"全脱出"。发生这种情况后，不要慌，要学会现场自救方法：赶紧找到被撞飞的牙齿，冲洗干净后尽快植回原来的牙槽窝，紧咬牙或咬餐巾纸等辅助固定后尽快去医院就诊。这种即刻再植的牙齿成活的概率很高。但要特别注意以下几点。

（1）捡起全脱出的牙时，要捏住牙冠处，避免触碰牙根！因为牙根表面有牙周膜细胞，而活的牙周膜细胞是全脱出牙种回能否成功的关键，所以要尽可能地保护好牙根表面的牙周膜细胞，不要

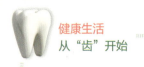
触碰和损伤。

（2）冲洗时，可就地取材，使用流动的液体如纯净水或牛奶，有条件的可用生理盐水、通过注射器加压冲洗。不要用消毒液冲洗，因为常见的消毒液中含有氯离子，会影响牙根表面牙周膜细胞的活性，不利于再植。如果使用自来水，冲洗时间应控制在 10 秒左右。

（3）对于无法放回原位的牙，应将它置于适当的介质中保存，尽快就医。

2. 全脱出牙的保存介质如何选

全脱出牙能被种活的关键在于牙根表面有活的牙周膜细胞，而牙周膜细胞对干燥环境很敏感，因此对于不能及时植回原牙槽窝的牙，切忌将其放在纸巾、手帕、棉球等干燥介质中。

牙全脱出后，应尽快将其放置到现场即刻能得到的、最接近其生活环境的生理性溶液中，如纯牛奶（不含糖等任何添加物）、生理盐水、隐形眼镜保存液或收集到的患儿或家长唾液等。

特别提醒：所有储存介质的有效性会随着时间延长而降低，即使患牙被保存在合适的储存介质中，仍然需要尽快就医。

 知识扩展

1. 乳牙被撞飞也需要再植吗

不同于恒牙被撞飞需要再植，乳牙被撞飞后不建议再植。这是由于乳牙再植存在诸多风险或后遗症，弊远大于利。

（1）再植乳牙可能会发生牙根与牙槽骨的粘连，妨碍局部牙槽骨的生长。

（2）全脱出牙再植及相关治疗操作复杂，对患儿配合程度要求高，随访时间长，对幼儿会产生很大的治疗负担，对宝妈宝爸们也是巨大心理承受力的挑战。

2. 乳牙外伤后需要定期随访吗

乳牙全脱出后也需要对患儿进行定期随访。

（1）乳牙受撞击时瞬间的冲击力可传至其下方的恒牙胚，有可能影响恒牙牙胚的发育，故应警惕恒牙萌出和发育障碍。

（2）对幼年时发生乳牙全脱出的患儿，应在 5 岁左右拍摄 X 线片，检查继承恒牙牙胚的发育及萌出情况，如发现有异常倾向，应及早干预。

（3）即使 X 线片检查未发现异常，在恒牙萌出后应进一步明确是否有牙齿颜色变化或组织缺损等，若有这些情况发生应及时就诊，避免继发龋和严重磨耗对牙齿的进一步伤害。

儿童运动时发生
牙外伤该怎么办

 误区解读

刚刚种回去的牙不能刷

全脱出牙再植回牙槽窝后，是可以刷的。通常医生会使用夹板将其与邻近的牙固定在一起，孩子和家长常常担心刷牙会导致固定牙的夹板掉下来，或植回牙再次受外伤，所以不敢刷牙，甚至不敢触碰一下，这是一个误区。

是否可以刷牙、如何为刚刚植回牙槽窝的牙刷牙，应该遵从医

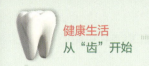
生的医嘱。一般来说，正常的刷牙并不会发生大家担心的情况，而不刷牙导致牙龈和牙齿之间细菌的聚集，会引起更深部的炎症，不利于牙根与牙槽骨间连接的修复，反而不利于患牙恢复。因此，这类患牙不仅可以刷，还应该重点刷。但刷牙时须特别注意动作要轻柔，不能猛力刷。

如何预防儿童发生牙外伤

前几天，在幼儿园小班的豆豆，在游戏活动时不小心撞到桌角，碰到了牙齿。他左上门牙的牙龈处有少量出血，保健医生第一时间通知家长后，马上到医院拍片检查，庆幸的是牙齿只是轻度挫入，没有折断、松动，医生建议观察，并建议幼儿园的老师在小朋友能接触到的低矮桌凳锐角位置进行保护。

 小课堂 ·············

1. 预防儿童牙外伤应该做什么

（1）加强看护和教育，提高风险防范意识：对蹒跚学步的幼儿，加强看护，防止摔倒；对儿童加强安全教育，提高外伤风险防范意识。

（2）环境物件安全性防护：对儿童的活动场所及设施，做好安全防护措施，如地板应防滑，设施或家具边角处圆钝化处理或安装软防护套，选择适龄、无尖锐边缘的玩具，选择有防滑鞋底的鞋等。

（3）使用防护牙托：儿童在进行高强度、对抗性体育活动（如足球、篮球、轮滑等）时，应当佩戴防护牙托，减少撞击造成的伤害。

（4）及早治疗前突的门牙：如果发现孩子有门牙前突、龅牙等，应及早就诊。门牙是外伤中最常受伤的牙齿，在受到外力打击时，突出的门牙比整齐排列在牙弓里的牙齿外伤风险更高。

2. 儿童加强安全教育的内容应包括哪些

对儿童加强安全教育，普及牙齿保护知识，具体包括以下几方面。

（1）在跌倒时用手臂保护面部。

（2）避免用牙齿咬瓶盖或坚果壳等过硬物品。

（3）不要在楼梯及走廊等危险狭窄的地方追逐打闹。

（4）参加体育活动时（如足球、篮球、轮滑等）要佩戴防护牙托。

知识扩展

1. 什么是防护牙托

防护牙托是一种弹性片状减震装置，覆盖并包裹在牙齿、牙龈以及牙槽骨上，隔绝上下牙齿、牙齿与面颊等组织，具有力量传导与再分配作用的防护器具，它能在运动中保护牙齿及周围组织、颌骨和脑，避免其受到冲击和损伤。主要分市售半成品或成品，以及定制式。

定制式防护牙托是由专业医疗机构根据佩戴者的年龄、自身牙

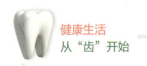

齿条件、运动类型和运动对抗程度等设计，在个体牙列模型制作完成的防护牙托，其防护效果好，相对适合性和舒适度更佳，还可根据个人喜好等不同情况进行个性化设计。

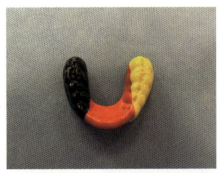

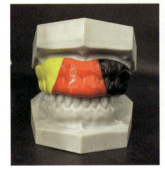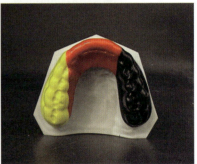

定制式防护牙托

2. 什么是有效的防护牙托

（1）佩戴舒适，与牙齿及牙龈有良好的贴合性。

（2）根据不同的保护需要，有一定的厚度，能覆盖所有易受伤区域，减少冲击力。

（3）佩戴后上下颌牙齿咬合时，能确保最大范围的上下颌牙齿接触关系，减少骨折的可能性。

（4）使用时不影响呼吸和说话，不会因推挤牙齿而出现牙齿移动等。

3. 使用防护牙托的注意事项有哪些

（1）使用前将牙托浸湿以增强吸附力，有助于牙托在口腔中的固位。

（2）使用完毕，应使用牙刷牙膏认真清洁防护牙托，然后晾干或置于清洁水中保存。

（3）可使用较为温和的化学药剂消毒，再用清水彻底清洗，但禁止使用高温、高压法消毒。

（4）初戴时可能对说话有一定影响，时间稍长即可适应，不要因此而排斥防护牙托。

（5）在牙颌明显发育变化或防护牙托严重磨耗及材料变硬时，需要及时更换防护牙托。

 误区解读

乳牙要被替换，即使发生外伤也无关紧要

这一观点是错误的。

（1）乳牙要被恒牙替换，而替换乳牙的恒牙牙胚就位于该乳牙牙根处，二者关系紧密，乳牙外伤时遭遇的外力撞击、乳牙移位或伴发的牙槽骨骨折，有可能伤及乳牙下方的恒牙胚，造成恒牙胚发育不全，导致继承恒牙畸形、阻生，严重时不得不被拔除。

（2）乳牙硬组织折断和牙周组织损伤还可继发牙髓、牙周组织感染，如不能及时治疗，同样可危害恒牙胚的正常发育，导致不良后果。

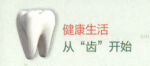
（3）乳牙具有咀嚼、维持儿童牙列完整及美观等功能。

因此，乳牙发生外伤要及时处理，其预防也非常重要。

宝宝嘴里为什么会有白膜

宝宝出生3个月，最近这几天经常哭闹，不肯张嘴，也不愿吃奶。妈妈心疼啊，老这么饿着不就饿坏了吗？今晚一定要让宝宝喝点儿奶。几番哄逗后宝宝非但不配合，反而哭闹得更厉害了，这回嘴张大了，妈妈好像看见粉红色的口腔黏膜上有白膜，妈妈再想看清楚，宝宝又怎么也不张嘴了。妈妈想：宝宝不会是病了吧？赶紧带宝宝去医院，口腔黏膜科的医生看了宝宝，肯定了妈妈的推断：宝宝嘴里的白膜，可能是鹅口疮导致的。

 小课堂

1. **鹅口疮是什么病**

鹅口疮是一个古老的疾病，在很多中医古籍中可以看到鹅口疮这个名词，它形象地描绘口腔黏膜上出现的白膜像鹅毛一样，也有人形容这种白膜像雪片一样，又称之为雪口病。鹅口疮、雪口病的术语名词是急性假膜型念珠菌性口炎。

2. **口腔白膜是怎么引起的**

宝宝嘴里感染了念珠菌，口腔黏膜就会出现白膜。念珠菌不是细菌，也不是病毒，而是一种真菌。真菌有成百上千种，其中相当一部分有致病性，念珠菌就是一种常见的口腔黏膜致病真菌。宝宝为什么会感染了念珠菌呢？

（1）婴幼儿是好发人群，因为该人群抵抗力差，常常无法抵御微生物的侵袭。

（2）如果婴幼儿养护者没注意分餐具、分奶具喂养宝宝，孩子可能从其他带菌者那里感染念珠菌。

（3）念珠菌喜欢在酸性环境里繁殖生长，如果宝宝吃了酸甜的食物，食后又没有清洁口腔，也有可能感染。

3. 医生如何给宝宝做口腔检查

口腔医生会很专业地利用宝宝哭闹时偶尔张大嘴的几秒钟，迅速看清宝宝口腔黏膜的哪些部位有白膜。一般白膜分布在两侧颊黏膜、上腭黏膜。

医生用一个压舌板稍用力一刮，就把白膜刮下来了，白膜下面的黏膜是发红充血的。

4. 医生要做哪些检查

（1）血常规：一般白细胞水平正常，其他指标也无异常。

（2）涂片检查：医生把刮下的白膜涂在一张玻璃片上，在显微镜下观察是否有念珠菌丝。

 知识扩展

1. 医生会怎么治疗鹅口疮

鹅口疮是由真菌感染引起的，医生一般会使用抗真菌药——制霉菌素片。回家后，家长要在每餐后给宝宝用药：每次把 1 片制霉

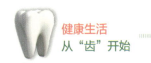
菌素（50 万单位）化在一汤勺（约 5 毫升）凉开水里，用棉签蘸制霉菌素药水涂抹于口腔有白膜的黏膜处。如果医生有制霉菌素混悬液开给宝宝，家长就可以直接涂药。

真菌感染治疗需要弱碱性环境协助抗真菌药发挥作用，医生建议使用碳酸氢钠片：家长把 6 片碳酸氢钠片（3 克 / 片）泡在 100 毫升凉开水里，配成 3% 的碳酸氢钠液，用棉签蘸碳酸氢钠液涂抹于患儿口腔。

2. 鹅口疮患儿的其他注意事项

患儿需要与其他家人分餐具进食，其使用的奶具、食具等都要单独清洗、在沸水中浸泡，也可以用碳酸氢钠液擦拭。

如果是母乳喂养，每次喂养前，母亲也需要用碳酸氢钠液擦拭乳头。

加强宝宝的营养，提高免疫力，也有利于宝宝更快康复。因为一般人抵抗力低的时候，感染才容易发生。

 误区解读

白膜消失了就可以停止治疗了

白膜消失了也不能立即停止治疗。

抗真菌治疗至少要持续 2 周，即使白膜消失了，也要坚持上药，疗效才能巩固，一些患儿的治疗甚至需要 4 周，一定要遵守医生的嘱托。

答案：1. C；2. A；3. ×

健康知识小擂台

单选题：

1. 乳牙龋不会影响（　　）

　　A. 进食　　　　　　　　B. 美观

　　C. 乳牙位置　　　　　　D. 恒牙萌出

2. 牙齿脱出后的就医时间应为（　　）

　　A. 越早越好，尽量 30 分钟内

　　B. 1 天后

　　C. 2 天后

　　D. 1 周后

判断题：

3. 乳牙发生龋坏，一定会有疼痛等自觉症状。（　　）

儿童口腔疾病
知多少自测题
（答案见上页）

牙体组织
疾病知多少

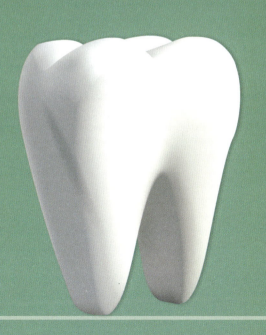

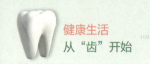
　　日常生活中，牙齿问题总在困扰我们：牙齿遇冷热酸甜敏感该怎么办？牙痛为什么会那么痛，是病不是病，怎么治？……

　　另外，也有一些和治疗相关的问题：根管治疗俗称"杀神经"，是目前国际公认的治疗牙髓病和根尖周病的有效方法。那么，根管治疗为什么要打麻药？为什么要拍 X 线片？为什么根管治疗后的患牙一般建议进行全冠修复？诸多问题都是大家最为关心的话题，本节就谈谈牙齿的常见疾病及治疗。

碳酸饮料和酸性食物是酸蚀症的罪魁祸首

　　30 岁的小张因上前牙遇冷热敏感就诊，医生检查发现他全口牙的牙釉质有明显酸腐蚀迹象，牙面光亮，表面纹理消失，釉质层变薄。小张口腔卫生情况尚好，没有明显牙菌斑集聚，但多颗牙的牙颈部龋坏。用冷风吹向牙面，小张表现出明显不适，追问病史和生活习惯，小张才说自己很喜欢碳酸饮料，多年来基本是以饮料代水。医生给出的诊断是全口牙酸蚀症，多颗牙龋病，并且明确告诉他，这些口腔问题是过度饮用碳酸饮料所致。

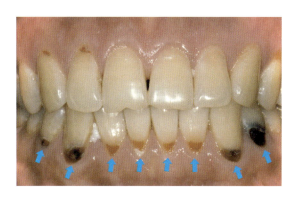

酸蚀症，伴多颗牙的牙颈龋病

 小课堂

1. 什么是酸蚀症

酸蚀症是指暴露在口腔的牙齿硬组织表层，因酸的腐蚀而溶解，继而在食物的摩擦下一层层逐渐丧失的缓慢过程，最终表现为牙表面硬组织的均匀缺失。溶解过程沿表面进行，渐进且不可逆。

酸蚀可以发生在进食酸性食物或饮料时，每次造成的损耗极微，但积少成多，长时间作用可以使牙釉质层部分或完全丧失，导致轻重不等的临床表现，如牙本质敏感症、牙釉质过度磨耗，甚至引起牙髓炎或更严重的口腔问题。

酸蚀症可以发生在任何牙面上。发生在牙齿咬合面时，会导致牙齿变短，影响咀嚼功能，还可能导致双侧咬合关节的功能异常。发生在牙齿唇颊面时，会导致牙釉质的保护功能丧失，牙本质暴露，出现冷热敏感，还可能引起美观方面的问题。

2. 导致酸蚀症的原因

酸，是酸蚀症的主要病因。

除了职业性接触外，日常生活中也有非正常频繁接触酸性物质

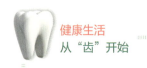
的情况，如长期服用酸性药物、胃液反流等，也可导致酸蚀症。

近代，随着碳酸类饮料的流行，患有酸蚀症的年轻人越来越多。许多地方的学者进行过相关的口腔健康调查，被调查的是20岁左右的学生，发现超四分之一的学生因为过度和不适当饮用碳酸饮料而患有酸蚀症。

 知识扩展

1. 碳酸饮料的危害

碳酸饮料还有个名字是汽水，有很多种类，呈酸性、有甜味，很受青少年的青睐。这类饮料的主要添加成分包含糖和二氧化碳气体，也有一些添加了其他酸性成分。

碳酸饮料的 pH 有的可低至 3 以下，而牙齿硬组织在 pH 低于5.5 的环境中就可发生溶解。有些饮料中还加入了柠檬酸，还可能有络合钙的作用，破坏作用会更强。牙齿频繁接触酸性饮料被腐蚀，牙体硬组织没有再生功能，一旦丢失就无法恢复，其危害就显而易见了。

2. 防止饮食中的糖和酸对牙齿的损害

认识酸性食品可能产生的危害，减少甜酸物质的摄入，减少与牙齿直接接触及在口内停留时间，早期发现和纠正不当的饮食习惯是有效预防酸蚀症的基础。

糖在快速提供能量方面的作用是不可替代的，完全杜绝糖的摄入不可能也不可取。酸性食物也是如此。那我们应该怎么办呢？

糖和酸的危害都是发生在与牙齿直接接触的时候，防止或减少损害是有路可循的，那就是减少和控制糖和酸与牙面的直接接触，这是预防龋病和酸蚀症的根本之道、有效之道、可行之道。减少摄入频次和量，尽可能使用吸管喝饮料，及时用清水漱口，使用含氟牙膏刷牙，不在睡前进食，都是有效的办法。

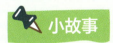 **小故事** 　**酸蚀症的发现**

酸蚀症最早是在盐酸制造厂与酸有直接接触的工人当中发现的。

究其原因是当时的防护条件差，空气中的盐酸浓度超高，导致接触酸的工人牙齿受损。这在当时被视作为一种职业病，受到重视。

之后通过改善工作环境，与制酸职业有关的酸蚀症已经少见了。但在葡萄酒品酒师当中，仍可见到。由于工作需要，品酒师需要频繁品酒。葡萄酒含糖量高且呈酸性，频繁接触导致品酒师的酸蚀症，就不奇怪了。

牙齿遇冷热酸甜敏感该怎么办

老李40多岁，自述口腔遇到冷风刺激、冷水、较热饮料、甜食刺激或咀嚼硬食时，出现短暂尖锐的疼痛症状，刺激过后症状消失。经医生检查，排除了龋病、牙髓炎、牙周炎等口腔疾病，找到了引起疼痛的部位，经过一次涂布氟化物，症

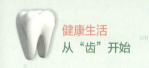
状有了明显的缓解。医生给出的诊断是牙本质敏感症，连续治疗两次，同时家用脱敏牙膏四周，症状逐渐消失。

 小课堂

1. 什么是牙本质敏感症

牙齿遇到物理的（温度变化或机械刺激）或化学的（酸甜物质）刺激，出现的一种难以描述的不适感，或者疼痛感，短暂一闪而过，随着刺激移去而消失，即为牙本质敏感。

牙的三种硬组织，牙釉质、牙骨质、牙本质，只有牙本质可以感受疼痛。但正常情况下牙本质为牙釉质和牙骨质所覆盖，不会直接接触到外界刺激，牙本质暴露是牙本质敏感症的基础。多种原因可导致牙本质暴露，包括龋病、楔状缺损、磨耗、酸蚀症、牙外伤等。

2. 牙本质敏感症的处理方法

自检找到发生敏感的部位，看是否有可以辨认的病变，如果有，应就诊口腔科。如果自检没有发现肉眼可见问题，可先用脱敏牙膏刷牙，使用时要让牙膏尽量到达敏感部位，连续使用几周后，若敏感症状不好转或加重，则应就诊口腔科。

以下是几种口腔科常用的牙本质敏感症的处理方法。

（1）牙本质脱敏：使用专门的溶液、凝胶或糊剂，在牙本质表面涂擦，降低牙本质通透性，形成新的沉积物，达到封闭小管、隔绝刺激传导的作用。这种方法即刻可以产生脱敏（镇痛）效果，但效果持续时间不等，可能需要多次就诊、反复使用。

（2）覆盖暴露的牙本质：使用专用材料覆盖在暴露的牙本质

表面，以完全隔绝刺激。这种方法使用的材料与牙齿之间可以产生比较牢固的粘接，一次使用可以维持较长时间疗效。

（3）其他的方法：激光等新型的方法也被用于牙本质敏感症的治疗。

上述这些方法属于专业治疗方法，需要口腔科医生根据适应证在医院环境规范操作。

 知识扩展

1. 牙本质暴露的原因

（1）解剖因素：正常发育的牙齿，牙釉质覆盖冠部牙本质，牙骨质覆盖根部牙本质，两者在牙颈部结合。少数情况，两者结合不好，牙颈部存在牙本质没有被覆盖的情况。

（2）病理因素：酸蚀症、楔状缺损、龋病等会破坏牙釉质，导致牙本质暴露。

（3）机械因素：食物摩擦、咬合力不均衡、过度刷牙导致牙釉质磨损等。如果同时有唾液分泌减少，或接触酸性物质，会加重、加速磨损的程度，导致牙本质暴露。

2. 牙本质敏感症的机制

由于牙釉质的保护，牙齿对外部刺激不敏感，因为牙釉质中没有细胞和神经纤维，同时对温度的传导性也很低。

而牙本质中含有神经纤维，与牙髓在组织结构和成分上是一个复合体，能够感知外部刺激。由于牙髓神经纤维的特殊性，对所有外部刺激的反应都转变为痛觉，所以牙本质敏感症表现为疼痛。

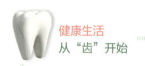
牙本质有无数牙本质小管，小管中有液体充盈，神经纤维埋入其中并与牙髓相连，外部刺激引起牙本质小管液流动，被机体神经系统所感知，产生痛觉。

除了痛觉，外界刺激还可以激发牙髓牙本质复合体的防御反应，开放的牙本质小管在唾液成分的作用下也可以生成新的矿化物，封闭小管，减少外界刺激的传导，是机体抵御外界刺激的一种形式。

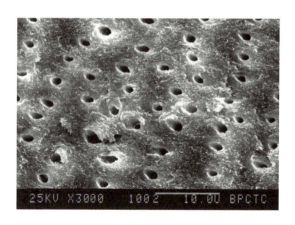

暴露的牙本质小管

误区解读

牙本质敏感症的人使用脱敏牙膏就可以了

不完全对。牙本质敏感症是一种牙齿对外界刺激的不适现象，可能是早期疾病的信号，此时要防微杜渐，不要轻视。出现牙本质过敏症状时，需要进行及时诊治判断是否因牙齿疾病引起。

个人可以购买市面上正规的脱敏牙膏，按照说明书先行处理。对于敏感牙齿、敏感点，可以反复涂擦，但不可过度用力。坚持数周若不见效，一定要请口腔科医生帮助解决。

因为牙本质敏感症有可能是某种口腔疾病的状态，如龋病、楔状缺损、酸蚀症、牙周病牙根暴露，要由专业医生检查判断。医生会按轻重缓急，首先排除并处理疾病状况，再针对性地采取脱敏治疗，如对暴露的牙本质使用脱敏药剂处理，或直接使用牙科材料封闭敏感部位等专业的治疗办法。

解密龋病的前因后果

小王从小牙不好，很注意保护，仍不断有龋齿出现。检查发现多颗牙已补过，但充填体边缘、牙邻面和牙颈部有牙菌斑堆积。追问病史，发现其口腔护理方法存在问题。为此，医生指导他首先建立正确有效的口腔清洁习惯，推荐使用氟化物，然后逐步完成口腔系统治疗。可贵的是，患者小王的依从性好，口腔护理方法得当到位，口腔卫生状况始终保持良好，距上次就诊多年也未发生新的龋病，已治疗的牙齿保持稳定，也无牙齿丧失。

 小课堂 •

1. 什么是龋病

龋病是一种最常见的口腔疾病，表现为牙齿表面硬组织溶解破坏成洞。被龋病破坏的牙齿称为龋齿。

龋病是一种慢性疾病，是口腔微生物和饮食中的糖共同作用所

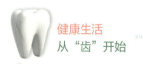

致，与生活方式有密切关系。

2. 早期龋的表现和归宿

龋洞形成是一个慢性过程，在没有成洞前，去除牙菌斑后，可以见到牙表面脱矿、变软，没有光泽，呈粉笔样白色，这种表现称为早期龋。

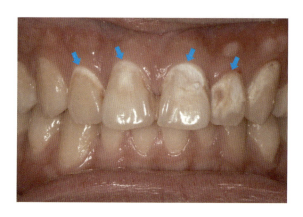

上颌前牙釉质早期龋

（1）若及时发现和辨认早期龋，引起足够重视，通过加强个人口腔护理、有效控制菌斑形成、控制糖的摄入、使用氟化物，可以让龋的进展停止，甚至可使轻度脱矿的硬组织再矿化、恢复到健康状态。

（2）如果早期龋得不到及时处理，会继续发展，直至牙的结构被完全破坏形成龋洞。牙釉质是不能够再生的，补牙只能依赖人工的方法、人工的材料。

（3）龋病持续进展可导致牙髓感染和深部牙槽骨感染，影响全身健康和生活质量。

3. 龋病的病因

牙菌斑是形成龋病的必要致病因素，没有牙菌斑就没有龋齿。

食物中的糖，特别是蔗糖，是龋形成的必要物质条件。食物含糖量对于牙菌斑形成和代谢产酸至关重要。糖在口腔中滞留时间越长，与牙菌斑接触越频繁，对牙齿造成的危害就越大。

致龋细菌、糖和发育不好的牙齿是导致龋病的三个要素，而发育良好、排列整齐的牙齿（通过优质的婴幼保健实现），有效地减少菌斑在牙面的形成和停留（通过优质的口腔护理实现），控制饮食中糖的摄入量（通过科学的生活方式实现），是预防和控制龋病的主要路径。

 知识扩展

1. 为什么口腔清洁对预防龋病特别重要

龋病最容易发生在牙的邻面和窝沟，以及不容易清洁的部位，提示有效清洁牙齿的重要性。

要更多关注各种复杂口腔治疗所带来的牙齿与口腔环境的变化，以及这些变化对牙菌斑清除和口腔护理的影响。继发于复杂口腔治疗特别是美学治疗的龋病必须引起注意，不能舍本求末，牙之不存，焉何谈美，要防之于未然。

2. 如何早期发现龋齿

龋齿的早期发现，依赖于对口腔和牙齿的持续细心观察。

（1）起初，龋坏部位可见色泽变化，如发黑、呈墨浸状、变暗等。这时牙面可以是完好的，但表面下的矿物质已部分溶解。在

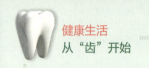
没有成洞之前，通过加强和改善口腔护理、控制糖的摄入量、使用含氟牙膏刷牙等针对性措施，有可能阻止或减缓病变发展，甚至使脱矿的部分再矿化。

（2）当出现食物嵌塞、冷热敏感甚至疼痛或形成龋洞时，应及时求助于牙医。对于已经成洞的牙齿，牙医一般会采用适合的补牙材料，同时也会告诫患者一些注意事项。要认真对待医生的意见，听从医生的指导，加强自我口腔护理，防止补过的牙再发生龋病，防止其他牙龋坏，防止因龋导致牙的丧失。

患者对疾病的自我认知、防控意识和依从性对于慢性病的控制是至关重要的，甚至是决定性的。龋病的防控更是如此！

如何选择补牙材料

患者小赵有多颗牙齿龋坏，需要补牙。他知道金属材料物理化学性能稳定、延展性好，固化后物化性能稳定，很早以前就被用作补牙材料；而一些新型的材料如复合树脂，具备与牙齿色彩匹配、美观的优点。另外，不同的材料价格不同，需要磨牙的程度也不一样。选择何种材料、何种方法，小赵自己拿不定主意，决定请教医生。

 小课堂

1. 补牙的意义何在

龋病、酸蚀症、急慢性损伤等多种口腔疾患可以导致明显的牙体硬组织缺损，影响咀嚼功能和美观。牙齿硬组织不可再生，只能使用人工材料进行修复。这个过程叫牙体修复，俗称补牙。

依据缺损的程度或位置，以及所采用的材料和方法，补牙可以一次完成，也可能需要多次完成，必须由合格的、受过专门训练的口腔科医生完成。

2. 补牙的材料有哪些

理想的补牙材料应该具备与牙釉质相同的物理、化学和美学特征，对机体无害，可以与天然牙剩余的部分结合为一体，并且能够持久存在、不变形不变色，恢复牙的功能和美观。目前补牙材料已经可以满足绝大部分临床需求。

（1）金属类材料：物理化学性能稳定、延展性好、耐磨，很早就被用作补牙材料，目前多用于后牙嵌体和牙冠衬里材料。银汞合金，由银铜合金粉与汞混合而成，在稳定性、耐磨性等方面很接近牙釉质。但颜色上与真牙相去甚远，加上担忧汞的不利影响，近些年已很少应用。

（2）水门汀类材料：由粉和液两部分组成，最常用的是玻璃离子水门汀。色泽接近天然牙，美观性好，固化前有充足的雕刻成形时间，固化过程中可以与牙齿形成化学粘接，固化后有相当硬度，并且有抑制龋齿的作用，适合龋病高危患者。

（3）复合树脂类材料：物理化学性能稳定，机械性能好，可通过粘接剂与牙齿形成牢固粘接，可以少磨牙，保存更多健康牙。目前复合树脂材料是临床上最常用也是应用最广泛的材料。

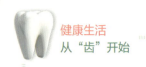

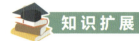

知识扩展

1. 补牙方法有哪些

（1）直接充填法：在剩余的牙组织上制备固位形，将补牙材料直接充填入洞，固化前雕刻成形，固化后打磨抛光。

（2）粘接修复法：使用专门的粘接剂将补牙材料与牙组织粘接在一起，固化前雕刻成形，固化后打磨抛光。

（3）嵌体或冠修复：制备固位洞形，提取牙与口腔模型，送交技工室加工制作成修复体，再次就诊由医生戴入和粘接修复体。

补牙过程涉及对病变组织的处理和对健康组织的保护，也涉及长期疗效和健康维护，必须由受过专业培训的医生，依据专门的规则，使用合格的材料完成。

2. 补牙后的注意事项有哪些

牙齿缺损可以有不同的病因，补牙只是针对牙体缺损采取的补救措施。

对于因龋病、酸蚀症等疾病原因造成的牙体缺损，要清楚了解产生的原因，改变饮食方式特别是减少糖和碳酸饮料的食用，改善口腔护理效果，定期检查牙齿，发现问题及时纠正和处理，防止疾病再发和扩散。

要知道，补过的牙在强度方面可能达不到完整牙齿的要求，仍需要小心使用。

误区解读

1. 补牙材料越贵越好

补牙材料有好多种，每一种都有其适应证，并非适合于所有人所有场景。

譬如对于一个龋多发、病变发展速度快的患者来说，短时间内控制龋的扩散和发展是首先要考虑的，医生会建议使用水门汀类材料。

而当龋的发展得到了有效控制，个人对美观的要求比较迫切的时候，医生可能会建议使用陶瓷等材料。

前者价廉，后者物美，各有其适应证和应用场景。

2. 补牙可以一劳永逸、一步到位

补牙只是针对牙的缺损部分进行了修补，尽管这种修补具有很好的修复效果，但并没有祛除病因。要使疾病不复发，患者自己对导致牙齿缺损的病因有充分的认识是十分关键的。改变饮食习惯、提高口腔护理效率、定期看牙医，应成为患者一生的自觉行为。

牙痛为何"要人命"——镇痛方法知多少

33岁白领小江工作繁忙，为缓解压力常含棒棒糖。她近半年吃饭后总有食物嵌塞，牙齿对冷热敏感。昨晚突然右侧后牙区剧烈疼痛，窜到右侧太阳穴，连带着整个右侧头面部疼痛，夜间还一跳一跳地痛，难以入睡，分不清哪颗牙痛，口含

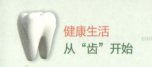
冰水可缓解。她半夜实在忍受不了来口腔医院急诊，医生诊断为右下第二磨牙慢性牙髓炎急性发作，治疗方案是根管治疗。医生将炎症牙髓摘除后，小江回家终于睡了个好觉。她之后又去治疗两次，患牙完全不痛了，做上牙冠恢复了正常咀嚼功能。

 小课堂 ● ● ● ● ● ● ● ● ● ● ● ● ● ● ● ●

1. 牙髓炎的临床表现有哪些

（1）主要症状：疼痛，是牙髓炎特征性症状，患牙还可伴有食物嵌塞、冷热敏感等症状。

（2）患牙表现：患牙常见的表现是有深大龋洞、牙体缺损（如隐裂、楔状缺损、磨损）或较严重的牙周炎。

2. 牙髓炎的疼痛特点是什么

急性牙髓炎的疼痛有以下几个特点。

（1）自发痛、阵发痛：无任何刺激时，患牙一阵阵剧烈疼痛。当牙髓炎出现化脓时，出现搏动性跳痛。

（2）放散痛：患侧头面部出现疼痛，分不清上下位置，指不准患牙。

（3）冷热痛：患牙遇冷热刺激引发疼痛或加重疼痛。牙髓化脓时，患牙遇热激发痛，冷水可缓解疼痛。

（4）夜间痛：剧烈的疼痛导致患者夜不能寐。

慢性牙髓炎长期冷热刺激敏感，患侧牙自发隐隐作痛或疼痛时有时无，不甚剧烈。

3. 急性牙髓炎为什么那么痛

牙髓是牙齿中心的软组织，身处四壁坚硬的房子里，血液供应仅通过狭小的根尖孔。

牙髓一旦发炎，组织水肿充血，渗出无法引流，髓腔内压力增高，压迫神经末梢，加之炎症物质刺激，就会产生剧烈难忍的疼痛。

4. 牙髓炎的治疗方法有哪些

牙髓炎治疗首选根管治疗术，一般需要就诊 2～4 次。主要步骤如下。

（1）首先将患牙的病变组织去除，如通过钻磨将龋洞内的感染腐质去净。

（2）打开牙髓腔，释放压力，摘除炎症牙髓。

（3）疏通装有牙髓的根管并进行清理。

（4）用生物相容性材料充填根管，封闭空腔。

（5）根据牙冠缺损情况，选择复合树脂直接补牙或给患牙套上牙冠，如全冠或桩核冠。

（6）如有牙周炎导致的逆行性牙髓炎，需同时进行牙周系统治疗。

 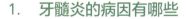 知识扩展

1. 牙髓炎的病因有哪些

（1）细菌通过牙齿硬组织感染牙髓组织致其发炎。

（2）严重牙周炎，患牙周围的细菌和毒素从牙齿根尖孔逆向侵犯牙髓。

2. 显微镜在根管治疗中的作用是什么

根管治疗是在牙齿中心狭小的神经血管腔隙中操作，过程复

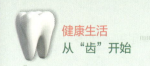

杂、精细,就像"螺蛳里面做道场"。手术显微镜可加强术野照明,放大术区物象,使医生看得清、做得到、做得好。所以,在显微镜下的根管治疗大大提高了疗效,帮助医生保留更多的天然牙。

 误区解读

吃药打针可给牙髓炎患牙镇痛

这个观点是错误的。

吃药打针是全身用药,消炎镇痛药经过消化道、皮肤或肌肉吸收,进入血液循环到达牙髓,所能发挥的作用极其有限。急、慢性牙髓炎的疼痛必须通过打开髓腔释放压力、摘除炎症牙髓,病灶才能消除。临床上,医生给患者开髓摘除牙髓后,疼痛即可缓解,治疗效果立竿见影。所以,如发生牙髓炎,患者必须立即到医院寻求医生的帮助。

根管治疗时为何要拍X线片、使用显微镜

月月今年上小学三年级,平日喜欢吃甜食,奶奶经常给她买棒棒糖,久而久之,牙齿渐渐出现了变黑的迹象。近几日,月月的妈妈发现月月时常在吃东西的时候出现牙齿疼痛,于是带她去看医生,医生拍摄了X线片,并进行一系列检查,告诉她左下后牙诊断为慢性牙髓炎急性发作,需要进行根管治疗,因此,在显微镜下进行了牙髓摘除,并预约复诊继续治疗。

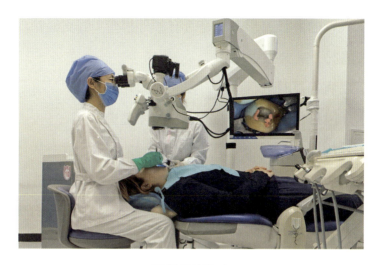

显微根管治疗

 小课堂 ● ● ● ● ● ● ● ● ● ● ● ● ●

1. 根管治疗时拍摄的 X 线片和其他治疗时有什么不同

由于每颗牙的龋坏深度、牙根数目、牙根弯曲程度、根管数目、根管钙化程度等都不相同，医生在治疗前需要对患牙情况进行充分了解，根据治疗难度采取相应的治疗措施。

根管治疗时拍摄的 X 线片一般为根尖片，拍摄根尖片的放射线剂量比其他 X 线片小，有利于术前、术中、术后多次拍照。

在牙根数目或形态异常等情况下，有时需要拍摄小视野的牙科计算机断层扫描（CBCT）。

2. X 线片可以帮助医生了解哪些信息

（1）龋损的部位、深度；剩余牙体组织厚度。

（2）充填材料下方是否有继发龋。

（3）髓角的大小、形状及部位。

（4）牙根的数目、形态、弯曲程度和方向以及冠根比。

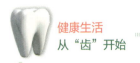

（5）根管的数目、形态，是否有额外根管／侧支根管。

3. 什么情况下需要根管治疗

（1）龋病未及时进行治疗，发展成为牙髓炎。

（2）牙齿外伤引起牙髓暴露，引发牙髓炎。

（3）牙周组织或颌骨内出现外科疾病，引起感染从牙根尖逆行性波及牙髓。

（4）修复缺失牙的需要，把作为基牙的牙齿根管治疗，便于后期调磨。

 知识扩展 ////

根管治疗后对牙齿有哪些影响

（1）根管治疗就是将牙髓从牙齿内清除，牙髓摘除后，牙齿疼痛症状立即缓解或消失，牙齿本体对外界的刺激例如冷、热、酸、甜也失去了感觉，不再会引发疼痛。

（2）牙髓摘除后，根管内充满充填材料，如果是牙根未发育完成的牙齿，那根管壁的厚度不会再增加。

（3）根管治疗时由于摘除牙髓的需要，牙冠上会用机械切割的方法形成一个能进入根管的通路，这种方法会导致牙体组织抗力下降，因此当牙体组织缺损较大时，通常建议根管治疗后做牙冠进行恢复。

误区解读

拍摄X线片能够了解患牙的全部情况

牙科检查的方法有很多，包括视诊、探诊、叩诊、松动度检测、牙髓活力测试以及影像学检查等。

影像学检查的方法包含X线片和CBCT，X线片能够提供很多信息，包括了解髓腔的位置、测量根管工作长度、为随访和评价疗效提供对比的依据、了解根管数目及形态等，而CBCT能够提供三维立体的信息，能够展示牙齿及颌骨的三维立体结构，从多角度看出颌骨牙齿的内部结构，还有各个组织之间的关系。

根管治疗后的牙齿必须要做牙冠修复吗

晓晓是一家公司的白领，曾在刷牙时发现上后牙有小黑洞，冷刺激时酸痛，但由于工作太忙，没有就医。直到有天晚上出现撕心裂肺的牙痛，她彻夜未眠，去看急诊，医师给患牙进行根管治疗后症状消失。医师建议患牙做牙冠修复，但是因工作忙未能复诊。半年之后，在一次聚会中晓晓吃了点坚果，患牙再次出现了疼痛，去医院就诊后医师告诉她患牙已劈裂，只能拔牙，并解释说如果根管治疗后及时做牙冠就会避免这种情况发生。

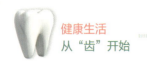
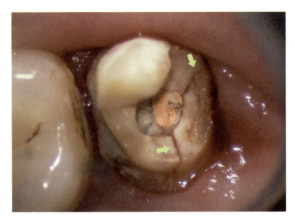

左上后牙根管治疗后牙冠折裂

 小课堂

1. 根管治疗的步骤是怎样的

根管治疗本身是个连续的治疗过程，分为髓腔预备、根管预备、根管消毒、根管充填、冠部修复等几个步骤。

根据牙病变程度和患者个体条件的不同，有的治疗可以一次完成，但多数情况下治疗需要分次进行。根管治疗过程中，由于牙髓和根尖周病变的程度的不同、根管形态的复杂程度不同和患者在根管治疗过程中个体反应的不同，患者需要就诊 3～5 次，用时 2～6 周不等。

术后还需要随访 1～2 年，观察根尖周病变愈合情况。

2. 冠部修复的方式有哪些

根管治疗后的牙体修复可以采用计算机辅助，例如，利用计算机辅助设计与制作的全瓷修复体，可以恢复患牙的形态、色泽与功能，节省了患者的就诊时间，减少患牙折裂的风险，取得良好的效果。

冠部修复方式包括：嵌体、高嵌体、髓腔固位的冠修复、桩冠修复、全冠修复。

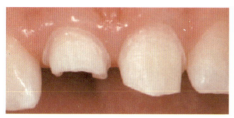

去除旧充填体后牙体缺损患牙　　　　　　重做根管治疗

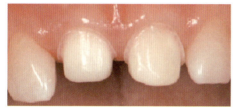
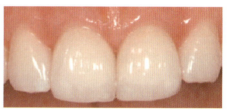

纤维桩加树脂恢复基本形态　　　　　　全瓷冠修复

根管治疗后全瓷冠修复

冠部修复的优点有：疗程短，微创，能保留更多健康牙体组织；色泽美观，修复材料性能更接近牙体组织；及时有效地完成冠部封闭，提高根管治疗治愈率，防止牙齿折裂。

 知识扩展

1. 根管治疗后要注意些什么

每次进行根管治疗后，可能会出现治疗后的疼痛，属于正常现象，不必紧张。在进行冠部修复前勿食用过于坚硬的食物，避免牙齿劈裂。在完善冠部修复后，可恢复正常的咀嚼。

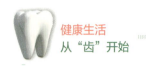

2. 冠部修复是永久的吗

通常来说，冠部修复是长期修复体，可长期使用，而具体使用情况也要根据选择的牙冠材质决定：相较于烤瓷冠，全瓷冠的维持时间相对来说会更久一些。牙冠修复之后，要注意口腔护理，保持牙面清洁，防止牙冠边缘出现龋坏，做到定期复查。

3. 做了牙冠后牙龈出现肿胀，需要拔除牙齿吗

这种情况需要医生检查，牙龈肿胀可能是牙周炎症，也可能是根尖周炎症：牙周炎症可以通过牙周治疗促进病变愈合；根尖周出现炎症通常是根管治疗失败导致的，可以拆冠重做根管治疗或者不拆冠直接进行根尖手术。

如医生判断为牙根纵裂、牙齿无法保留，就需要拔牙。

 误区解读

做根管治疗后可以不做牙冠

做根管治疗后通常需要进行冠部修复。具体是否做牙冠取决于患者的实际情况，包括治疗位置、治疗费用、使用寿命等因素。

（1）治疗位置：如果患者进行治疗的位置是下前牙、前磨牙等，承受咬合力较小，可不做牙冠，而进行树脂充填。若治疗的位置是磨牙、上前牙等，此时大多需要做牙冠。

（2）治疗费用：具体费用与医院等级、治疗材料、患牙情况等因素有关，冠部修复费用每颗数千元，而是否进行牙冠修复也与患者本人经济情况相关。

（3）使用寿命：牙冠的使用寿命与牙冠的材质、患者饮食习惯（如夜磨牙、偏侧咀嚼、口腔卫生情况等）密切相关。

答案：1. B；2. C；3. ×

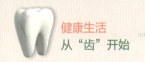
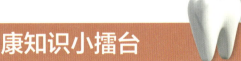

健康知识小擂台

单选题：

1. 牙髓炎首选的治疗方法是（　　）

　　A. 全冠修复　　　　　　B. 根管治疗

　　C. 补牙　　　　　　　　D. 牙周治疗

2. 适合进行根管治疗的情况是（　　）

　　A. 牙齿缺失

　　B. 牙齿松动

　　C. 牙髓感染

　　D. 牙齿美容需求

判断题：

3. 根管治疗完成后就可咀嚼硬物。（　　）

牙体组织疾病
知多少自测题
（答案见上页）

牙周组织
疾病知多少

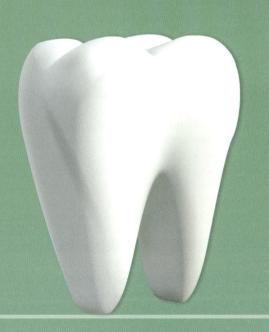

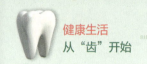

美丽自信的微笑、口齿清晰的发音、咀嚼美食的享受都离不开健康的牙齿，可是，您知道牙齿是靠什么稳固在口腔中的吗？稳固牙齿的根基会发生哪些问题？有哪些信号提示您牙齿的根基发生问题了？根基问题的危害是什么？应如何预防和治疗？在这一部分，通过对日常生活中您会遇到的各种现象、疑问进行解答，带您了解牙周组织及疾病的表现、预防和治疗方法，助您保持牙周健康，促进全身健康，让健康的牙齿陪伴您的终生！

为什么在刷牙或咬硬物时会出现牙龈出血

有一天小白在吃苹果时发现苹果上有血迹，照镜子发现是牙龈出血了。这时小白才想起最近刷牙总是出现牙龈出血的情况。他不免有些害怕，第二天前往口腔医院就诊，大夫诊断为慢性龈炎，建议小白要注意口腔清洁，做到每天早晚认真有效刷牙。小白很疑惑："大夫，我每天都刷牙啊，还早晚刷两次呢！""那你没刷干净，首先要掌握正确的刷牙方法，每次还要至少刷两分钟。"小白说："哦，我每次就刷了不到一分钟。"

 小课堂

1. **刷牙或咬硬物时出现牙龈出血的原因有哪些**

（1）牙龈炎症是牙龈出血的主要原因之一：口腔卫生不好，导致牙菌斑堆积，引起牙龈炎症，这时牙龈组织内血管扩张，牙龈质地松软、红肿，刷牙或咬硬物时就会出血，严重者可自发出血。

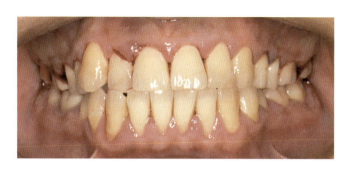

牙龈出血

（2）刷牙方法不当、牙刷毛过硬、刷牙力度过大，机械性刺激导致牙龈出血。

（3）与激素水平有关的青春期龈炎和妊娠期龈炎，牙龈炎症反应重，牙龈受到刺激后更易出血。

（4）正在服用某些药物，如抗高血压药硝苯地平和维拉帕米、免疫抑制剂环孢素等，可能引起牙龈肥大，失去牙龈正常生理外形，使得菌斑易于堆积，加重原有的牙龈炎症，在遇到机械性刺激时牙龈就会出血。

（5）牙齿解剖形态异常、错𬌗畸形、不良充填体和修复体、食物嵌塞等局部因素存在时，牙菌斑易于堆积且不易被清除，常导致明显的牙龈炎。

2. 如何预防牙龈出血

（1）正确刷牙，避免横刷等不当的刷牙方式：建议儿童使用圆弧刷牙法，青少年和成人使用水平颤动拂刷法。每天至少刷牙两次，每次刷牙两分钟以上，确保牙菌斑得到及时清理。刷牙力度适

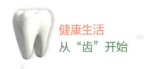
中，不要因为怕出血而"轻描淡写"地刷牙。

（2）使用牙线、牙间隙刷、冲牙器等：因为刷牙不能彻底清洁牙齿缝隙里的牙菌斑，需要使用清理牙齿缝隙的辅助工具，避免食物残渣和牙菌斑堆积。

（3）保持健康生活方式：均衡营养，摄入足够的维生素 C、维生素 K 以及钙等营养素。避免吸烟、饮酒等不良习惯。

 知识扩展

1. 为什么要一天刷两次牙

牙菌斑是造成牙龈炎的主要原因，牙菌斑的形成是一个持续的过程。在刚清洁过的牙面上，数分钟内便可形成一层薄膜，口腔内的细菌会陆续在薄膜上定植。

随着定植细菌数量和种类的增多，并不断繁殖，在 12 小时左右牙菌斑就可形成较为成熟的结构，此时可通过刷牙破坏并清除牙菌斑，否则牙菌斑会继续发展形成难以清除的牙石。

人们在一天中会进食多次，每次进食后，食物残渣和细菌都可能在口腔中积累，早晚刷牙可以确保口腔在一天中的大部分时间内保持清洁，减少细菌数量。

晚上睡前刷牙尤为重要，因为人在睡眠时唾液分泌减少，有利于细菌的增长。睡前刷牙可以减少夜间细菌的积累。

2. 如何治疗牙龈出血

牙龈出血应及时前往专业的口腔医疗机构检查并进行治疗。

每半年或一年应进行一次龈上洁治（俗称洁牙）和口腔检查，

清除牙菌斑和牙石，保持牙齿周围环境的清洁，及时发现并解决可能导致牙龈出血的问题。

误区解读

牙龈出血不用在意

关于牙龈出血常见的误区有以下几方面。

（1）牙龈出血是小事，不需要特别关注：牙龈出血是牙龈炎症的表现，也可能是牙周炎的早期阶段，如果不及时治疗，可能导致牙齿松动甚至脱落等更严重的情况。

（2）牙龈出血是刷牙太用力造成的：虽然刷牙太用力可能导致牙龈出血，但如果经常出血，通常是牙龈炎症的信号。

（3）牙龈出血是因为缺乏维生素或矿物质：虽然营养不良可能影响牙龈健康，但大多数情况下，牙龈出血是由于牙菌斑积累和牙龈炎症引起的。

所以，牙龈出血是一个警示信号，提示可能需要改善口腔卫生习惯或寻求专业的治疗。保持口腔卫生，定期进行口腔检查，是维护牙龈健康和预防牙周疾病的关键。

牙龈炎能治愈吗

小强是个忙碌的上班族，他刷牙总是潦草了事，有时候累了甚至直接倒头就睡。一天早晨刷牙时，小强突然发现满嘴的

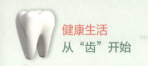
牙膏泡沫被染成浅红色——牙龈出血了。他惊慌地前往口腔医院就诊。医生检查后告诉他，这是由于菌斑控制差导致的菌斑性龈炎，幸好及时就诊，彻底去除菌斑和牙石，有效维护口腔卫生后，即可痊愈。治疗后，小强改变自己的口腔卫生习惯：每天认真刷牙，使用牙线。一周后，小强的牙龈恢复健康，牙龈出血的症状完全消失了。

 小课堂

1. 什么是牙菌斑

牙菌斑是一层细菌膜，相当于我们口腔里的隐形细菌库，悄无声息地生长在牙面、牙缝、修复体表面，甚至口腔的其他软组织表面，由细菌聚集黏附在一起形成。

牙菌斑虽然肉眼看不见，却是引发牙龈炎和牙周炎的主要原因。

2. 日常如何清除牙菌斑

牙菌斑的黏附力特别强，漱口根本无法去除它。

刷牙是我们日常清除牙菌斑的必备手段。但要想彻底清除牙菌斑，光靠刷牙还不够，因为牙缝往往是牙菌斑藏身的好地方，这时候，就需要用到牙线和牙缝刷等。它们就像是小巧的清洁工，能够深入牙缝，将那些顽固的牙菌斑一网打尽。

3. 什么是牙龈炎

牙龈炎，简单来说就是牙龈发炎了。常表现为牙龈红肿，轻轻一碰就出血，边缘还会变厚而松软，有时可能出现牙龈增生。

牙菌斑是导致牙龈炎的罪魁祸首。牙龈炎发生时，炎症局限于牙龈组织，还没有对深层的牙周组织造成不可逆的损害。

牙龈炎的患病率很高，如果治疗不及时或反复发作，一部分患者可能会发展成更严重的牙周炎。所以，积极预防和治疗牙龈炎非常重要！

4. 牙龈炎能治愈吗

一旦被诊断为牙龈炎，应及时治疗，治疗后牙龈炎可以痊愈。

医生首先采用洁牙把牙菌斑和牙石彻底清除干净；接下来再教你几招秘籍：怎么刷牙、怎么用牙线，如何有效维护口腔卫生。牙龈炎治疗痊愈后，牙龈颜色恢复至粉红，肿胀也消退。对于牙龈增生严重的患者，还可能需要接受牙龈成形手术恢复牙龈外形和美观。

但治愈不代表万事大吉，需要每天进行有效口腔卫生维护，定期复诊，预防复发。

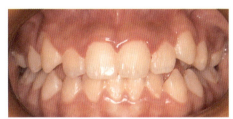

A. 牙龈炎治疗前

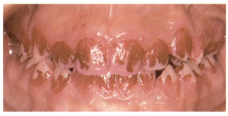

B. 牙龈炎治疗前（菌斑显示剂使牙面上的牙菌斑被染为粉色）

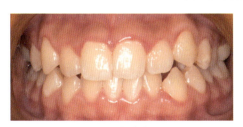

C. 牙龈炎治疗后

牙龈炎治疗前后对比

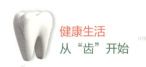
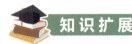

知识扩展

1. 牙龈炎和牙周炎的关系

牙龈炎与牙周炎，都是由牙菌斑引起的慢性牙周疾病。听起来只有一字之差，但它们可不一样！

牙龈炎仅为牙龈组织的炎症，经过规范治疗后，牙龈组织可完全恢复正常状态，是可逆性疾病。牙周炎不仅有牙龈炎症，还侵犯深层的牙周支持组织，经过规范治疗，牙周炎可以得到控制和恢复健康，但牙周支持组织丧失是无法挽回的，是不可逆的。

虽然不是所有的牙龈炎都必然发展为牙周炎，但是牙周炎都是由牙龈炎逐渐加重而来的。所以，牙龈炎的预防和治疗对于牙周炎的预防来说至关重要。

2. 为什么牙龈炎的发生会受到激素水平的影响

牙龈作为性激素的靶组织之一，牙龈炎的发生也会受到内分泌因素的影响。

例如，在处于青春期的青少年和妊娠期的女性，由于激素水平升高，牙龈对牙菌斑刺激的反应会增强，导致牙龈炎症的暂时性增强。

然而，需要明确的是，牙菌斑仍是牙龈炎的主要始动因素，如没有牙菌斑的存在，激素水平的变化并不会引发牙龈的炎症。

误区解读

洁牙会让牙缝增大

洁牙本身并不会使牙缝变大。洁牙是指使用洁治器械（包括超声波洁牙机和手工器械）去除牙齿表面和牙缝里的牙石、菌斑和色素。暴露出被菌斑、牙石掩盖了的牙缝，还牙齿的本来面目。

最常采用的洁牙方法是超声波洁牙，主要是依靠器械中工作尖高频率的超声波振动去除菌斑和牙石，不会影响牙齿，更不可能导致牙间隙变大。

牙缝变大的错觉是由于牙石被去除后，原本被牙石充填的牙缝显露出来所致。这些牙缝是牙周炎导致牙槽骨吸收，继而发生牙龈退缩形成的，但这些牙缝很快就被牙石填满，看不到，洁牙后才显露出来疾病导致的后果，并不是洁牙本身导致的牙缝变大。

为何随着年龄增长，有些人牙齿会变长、松动和脱落

小王爸爸最近发现了一件糟糕的事情：咬不动食物了。在10年前他就有刷牙出血的现象，但一直没就诊。随着时间推移，他的牙齿越来越长，并出现牙齿松动。家人劝他看医生，可他认为这是因为年龄的增长引起的牙齿变长，最后在家人的再三劝说下才去看医生。医生检查后告诉他，患牙

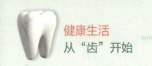

周炎这种疾病会使牙槽骨吸收进而导致牙龈萎缩、牙齿松动，应积极进行牙周治疗，并维护口腔卫生。经过系统的牙周治疗后，牙齿松动得到了很大缓解，他又可以吃好吃的东西了。

 小课堂

1. 牙周炎患者的主要临床表现有哪些

牙周炎患者主要临床表现包括：牙龈红肿等牙龈炎症表现；牙周袋形成、附着丧失；牙槽骨吸收；牙齿松动和移位。

2. 牙周炎晚期可能伴发的症状有哪些

（1）由于牙齿松动、移位和龈乳头退缩，造成食物嵌塞。

（2）由于牙周支持组织减少，造成继发性咬合创伤。

（3）牙龈退缩使牙根暴露，发生根面龋，出现遇冷热敏感。

（4）深牙周袋内脓液引流不畅时，或身体抵抗力降低时，可发生急性牙周脓肿。

（5）深牙周袋接近根尖时，可引起逆行性牙髓炎，出现牙痛。

（6）牙周袋溢脓和牙间隙内食物嵌塞，可引起口臭等。

3. 如何治疗牙周炎

牙周炎的治疗是采用多个方面、多种方法且需要一个较长时间才能完成的治疗，因此在治疗开始前先制订治疗计划，按计划分先后次序进行治疗。在实践中根据每次复诊的检查状况还需要对治疗进行调整。

首先应消除局部刺激因素和控制菌斑，当局部炎症基本消除以后，才能进行后续的治疗。

牙周炎的治疗程序一般分以下 4 个阶段：牙周基础治疗、牙周手术治疗、修复正畸治疗、牙周支持治疗。

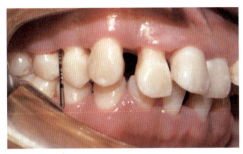

A. 术前

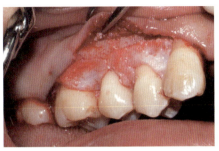

B. 术中

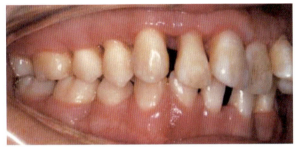

C. 术后

牙周手术治疗——再生手术治疗前后对比

 知识扩展

1. 日常如何维护牙周健康

牙周治疗并不是一劳永逸的，还需要医患共同维护好治疗成果。

一方面要定期到医院让医生评估是否需要再治疗；另一方面要求患者在家中持之以恒地自我控制菌斑。两者缺一不可，否则任何治疗均不能维持长久的疗效。

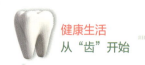
2. 牙周再生手术可以解决所有牙周组织破坏吗

牙周组织破坏后还能自己再生吗？很难很难！对于已经失去的牙周组织，可以通过牙周再生手术使牙周组织再生。牙周再生手术可使由于牙周炎造成的已丧失的牙周组织得以重建，由新的牙骨质和牙槽骨形成，其间由新的牙周膜纤维将其连接，新形成的结合上皮位于治疗前牙周袋底的冠方。然而不是所有的牙周组织破坏都能通过手术实现再生的目标。所以，牙周炎的早期预防和治疗对于牙周组织的维护来说至关重要。

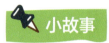 **小故事** **诗人韩愈的牙周病**

"唐宋八大家" 首位的韩愈，文学大作脍炙人口，但他却是一位牙周病患者。韩愈的《落齿》："去年落一牙，今年落一齿。俄然落六七，落势殊未已。馀存皆动摇，尽落应始止。忆初落一时，但念豁可耻。" 这时候的韩愈正值壮年，何以 "去年落一牙，今年落一齿"？都是牙周病惹的祸！才四十多岁，一口牙齿都掉得差不多了。一代文学家，竟然用文章来自嘲牙周状况，而且把痛苦的细节做了生动描述，可见牙周病对韩愈人生影响之大。

以前整齐的前牙变得不齐
并出现牙缝是怎么回事

　　小李大学毕业刚工作 2 年，以前她是个爱笑的姑娘，非常有自信，微笑时露出洁白整齐的牙齿，但是近来她发现自己的前牙没那么整齐了，变得上前牙向前突出，牙齿之间也出现了缝隙，变得难看了，因此她笑的时候会不自主地用手挡住牙齿。她渐渐变得没那么自信了，也不爱笑了。她去口腔医院就诊，医生询问了她牙齿变不齐和出现牙缝的经过及其他一些问题，并经过临床检查和拍牙片检查后，诊断侵袭性牙周炎，告知需要进行牙周系统治疗。

 小课堂

1. **为什么牙周炎会导致牙齿变得不齐和出现牙缝**

　　由于牙菌斑微生物导致牙周组织的感染和炎症，使得牙齿周围牙槽骨吸收，牙槽骨高度减少，对牙齿的支持作用降低。上前牙受力后，就会出现向前、向外的扇形移位，牙齿变得不齐，并出现牙缝隙。

2. **导致年轻人牙齿移位的牙周炎——侵袭性牙周炎**

　　年轻人出现上前牙扇形移位和牙缝，多为侵袭性牙周炎，特点如下。

　　（1）发病早，进展快：年轻时即发病，牙槽骨吸收快，伴牙

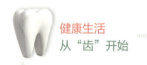
龈红肿、深牙周袋和附着丧失。

（2）上、下切牙（俗称前门牙）和第一磨牙（俗称六龄齿）破坏最严重，年轻时就会有上前牙扇形移位和牙缝，甚至牙齿松动和脱落。

（3）父母、兄弟、姐妹常多人患病，若一人被诊断，其他家人即使无明显症状和表现，也建议去医院检查。

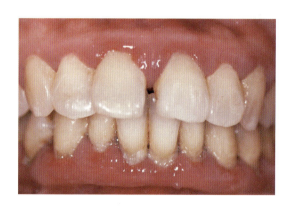

侵袭性牙周炎

3. 导致中老年人牙齿移位的牙周炎——慢性牙周炎

中老年人出现牙齿不齐并有牙缝，是慢性牙周炎晚期表现。特点如下。

（1）慢性牙周炎是最常见的牙周炎，多在 35 岁以后发病，疾病进展缓慢。

（2）早期无症状或仅为刷牙时牙龈出血。

（3）随年龄增长，病情累计加重，到中老年会出现牙齿松动、移位，甚至脱落。

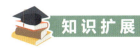

知识扩展

1. 牙齿变不齐和出现牙缝后需要哪些牙周治疗

（1）首先要进行牙周基础治疗，即进行洁牙、龈下刮治和根面平整，通过医生的治疗，清除牙菌斑、龈上和牙周袋内的牙石，并学会正确刷牙和使用牙线，及时清除新形成的牙菌斑，控制致病因素，消除牙周组织的炎症。

（2）必要时联合药物治疗和手术治疗。

（3）在控制牙周组织感染和炎症的情况下，可以进行牙周、正畸联合治疗，从而消除异常的牙缝，排齐牙齿。

2. 牙周炎患者的正畸治疗有年龄限制吗

一般来说没有年龄限制。但是成人正畸完成后需要采用永久保持措施。

如果牙的牙周炎病变程度过重，剩余的牙槽骨量过少，正畸治疗导致牙齿松动加重和牙齿脱落的风险较大，需要牙周和正畸专业医生评估后确定是否适合正畸治疗。

误区解读

牙周炎患者不做牙周治疗可以直接进行正畸治疗

这是不对的。牙齿变得不齐和出现牙缝是由于牙周炎导致的，因此首先要针对病因进行治疗，不能不做牙周治疗而直接进行正畸治疗去排齐牙齿。

在牙周感染和炎症存在的情况下进行正畸治疗，正畸的力量会

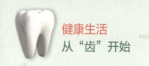

成为牙周炎的促进因素，加快牙周组织的破坏，牙槽骨会快速吸收，支持组织快速丧失，从而加重牙齿的松动，继而导致牙齿脱落。

牙齿在吃东西时为什么会变得无力

李大爷今年65岁，身体健康，近两年来感觉吃东西时后牙咬不动硬的食物，变得咀嚼无力。之前喜欢吃花生米，现在咬不动了，感觉生活的乐趣大大减少，很沮丧。家人陪他去口腔医院就诊，医生问他是否刷牙时出血、有无牙龈红肿，他告诉医生，刷牙时牙龈出血已经几十年了，但不严重，没当回事，有时牙龈有点发红，但没出现过牙龈肿痛。医生在经过临床检查和拍牙片检查后，诊断慢性牙周炎，告知需要进行牙周治疗。

 小课堂

1. 支持牙齿的牙周组织是什么

牙齿的牙根埋在牙床里，就像树根埋在土壤里一样。牙床就是牙周组织，对牙齿起到固定和支持作用。

粉红色的牙龈是牙周组织的表面结构，其深层是牙槽骨，围绕在牙根周围，在牙根和牙槽骨之间有一层软组织，即牙周膜，其中有许多纤维结构，一端连接牙槽骨，另一端连接在牙根表层的牙骨质上，从而将牙齿固定于牙槽骨内。

在咀嚼时，牙齿受到的力量通过牙周膜纤维传导到牙槽骨，起到支持作用。

2. 牙齿出现咀嚼无力的原因

（1）牙周炎会发生牙槽骨吸收，丧失的牙槽骨会导致对牙齿的支持功能减弱，牙周膜有炎症时，牙周膜纤维也不能发挥作用，就会出现咀嚼无力。这是最常见的原因。

（2）牙齿过度磨耗失去牙尖结构，咀嚼效率会降低；牙齿存在龋坏或折裂等问题，会有吃东西疼痛、不适；因龋坏等导致牙根尖周发炎，在咬合和咀嚼时会疼痛不适，不敢咀嚼。但这些情况不同于咀嚼时的牙根无力感。

3. 牙齿咀嚼无力能治疗吗

咀嚼无力的治疗取决于牙周炎的程度。

（1）若是因为牙周膜的炎症导致，或仅是中度牙周炎，牙槽骨丧失不到根长的1/2，牙齿不松动或松动轻微，通过牙周基础治疗，控制牙周感染和炎症，咀嚼无力可以得到治疗。

（2）若牙周炎程度严重，牙齿松动明显，牙槽骨丧失已达根尖，剩余牙槽骨不足以支持牙齿功能，这时就需拔牙。

（3）若病情介于上述两种情况之间，可尝试牙周治疗。若治疗后无好转，再考虑拔牙。

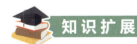

知识扩展

1. 尽早发现牙周炎并加以治疗

牙周炎的进展缓慢，早期症状不明显，往往被忽视，等症状明显时常已达中晚期，因此尽早发现牙周炎并加以治疗是关键。

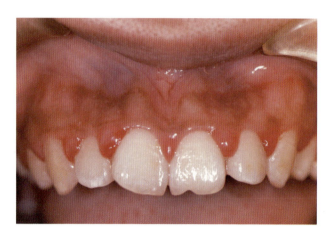

牙周炎的表现

早期牙周炎通过牙周基础治疗的效果好，治疗可以防止或减慢牙周炎发展，避免咀嚼无力、牙齿松动等症状的出现。

中、晚期牙周炎可能需要辅助药物治疗、牙周手术治疗，有些需要拔除患牙，有些需要正畸、种植、修复等多学科联合治疗，再通过定期复查和维护治疗，可防止更多牙齿脱落，恢复口腔功能。

2. 牙周炎对全身健康的危害

牙周炎是感染性炎症性疾病，长期存在的感染和炎症会对全身健康产生不利影响。

目前研究显示牙周炎与糖尿病、心脑血管疾病、肥胖、不良妊娠结局、慢性阻塞性肺疾病、阿尔茨海默病等许多全身疾病有不同程度的关联，发现和控制牙周炎，有利于促进全身健康。

误区解读

1. 咀嚼无力的牙都需要拔除后种牙

咀嚼无力的牙并非都需要拔除，有些问题是可以通过牙周治疗得到解决的，只有无保留价值的重度牙周炎患牙才需要拔除。

牙齿拔除后，可以采用活动假牙、固定桥或种植等不同的方法来修复。种牙是修复缺失牙的一种方法，并不是种植一颗真正的牙齿。

2. 牙周炎的系统治疗完成后就可以一劳永逸

这个观点是错误的。牙周炎的系统治疗疗程完成后，原有的菌斑、牙石等病因学因素被清除，牙周炎可得到控制，但牙菌斑和新牙石还会不断形成，会导致牙周炎发展。因此牙周炎的治疗不是一劳永逸的，需要长期维持口腔健康、定期检查和维护治疗。

洁牙会使牙齿变得更松或更敏感吗

张先生，57岁，患牙周炎多年，有吸烟嗜好。近三年未行口腔检查和维护治疗，一周前于口腔科行洁牙，清除大量牙石、烟斑和色素，感觉口腔清爽很多，但自觉下前牙松动明显加重，牙齿还出现缝隙，刷牙和吃冷的食物时敏感。他担心是洁牙把牙齿破坏了，又去口腔医院诊治。牙周医生告知，超声洁牙是通过高频振动产生微观气泡，有效地打碎并移除牙面上的牙石和菌斑，洁牙并不会损伤牙齿结构，而是治疗牙周炎的方法。

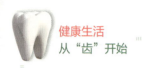
 小课堂 ······················

1. 洁牙会使牙齿变松吗

洁牙本身并不会使牙齿变松，相反，通过去除菌斑和牙石等致病因素，可以减轻牙周炎症，从而改善因炎症导致的牙齿松动，使牙齿变得更稳固。

牙齿松动与否，主要取决于牙根周围牙槽骨（根基）的多少。清除了牙齿表面和牙缝里的大块牙石，不会影响根基和使牙齿变松。

2. 洁牙会使牙齿变得更敏感吗

洁牙一般不会使牙齿变得更敏感。只是在某些情况下，洁牙清除了牙表面的菌斑、牙石和色素等局部致病因素，使得被覆盖的牙本质暴露（牙本质内有牙髓的神经末梢），故会引起暂时的牙齿敏感或不适。可考虑应用脱敏牙膏等减轻症状，一般1个月内可以缓解。

如出现龋病、牙龈退缩或牙根暴露、楔状缺损，需要进一步口腔治疗。

洁牙是针对病因的治疗，因此是性价比非常高的一种治疗。

 知识扩展 ////

1. 洁牙会改善刷牙出血吗

（1）刷牙或吃水果、馒头等食物时牙龈出血，还有晨起时口角或枕头上有血迹，但这种出血可自行止住，故被称为牙龈被动出血，这多表明局部牙周有炎症了。局部菌斑、牙石是最主要的刺激因素，洁牙后，患者第二天刷牙出血就会减轻。

（2）全身疾病如血液病等引起的牙龈出血，为自动和自发出血，特点是牙龈出血不易止，这种情况极少出现，如出现需要进行全身检查特别是血液检查，排除全身疾患后方可洁牙。应用抗凝血药者，牙龈炎症和牙龈出血会加重，遇到这类情况也需要关注和告知医生。

2. 牙周洁治和龈下刮治有何不同

牙周洁治（即"洁牙"）只是清除牙冠或牙龈以上的菌斑和牙石并抛光牙面，这是牙周炎治疗的第一步。

但对于多数中、重度牙周炎，牙龈与牙根不再贴合形成牙周袋，需要进行龈下刮治。龈下刮治是清除牙周袋内的龈下菌斑和龈下牙石等致病因素。龈上和龈下的菌斑和牙石均需彻底清洁，方可停止疾病进展。

无论是洁治还是刮治，两者就是针对牙周炎病因的治疗，都是控制牙周炎症的重要手段。

3. 什么是牙周洁治器

牙周洁治器有手工和超声两种。

手工洁治器是由高质量不锈钢或钛等制成，具有不同的形状、大小和角度，以适应牙齿或种植修复体的不同表面和牙周袋的深度。具有代表性的是格雷西（Gracey）刮治器。

超声洁牙机，是由超声波发生器产生高频电信号，信号经传感器转换为机械振动，再通过工作尖传递到牙齿表面，打碎并清除菌斑、牙石和色素，并不损伤牙齿结构。

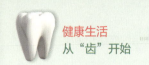
超声洁牙比手工洁牙更高效、舒适、安全和省时省力，但会有喷雾或喷溅、噪声和牙齿暂时性敏感。

超声洁牙

靠吃药就能彻底治好牙周炎吗

王女士，40岁。自觉槽牙出现牙床肿痛，因工作忙，经常熬夜加班，估计是上火导致的牙龈发炎，自行服用消炎镇痛药后肿痛稍缓解，未就医。这种情况三四年来多次出现，间隔期明显缩短，特别是牙齿出现了浮起感和咀嚼食物无力，甚至摇晃和松动，担心牙齿脱落，去口腔医院就诊，医生诊断为重度牙周炎，个别牙齿已无法保留，需要拔除后镶假牙，并建议牙周专科系统治疗，方可防止牙周炎加重和继续失牙。

 小课堂 ● ● ● ● ● ● ● ● ● ● ● ● ●

1. 吃药治疗牙周炎的局限性有哪些

吃药治疗牙周炎是治标不治本，具有局限性。

牙周炎是一种与局部致病因素有关的感染，彻底清除局部菌斑、牙石才是针对病因的治疗。

吃药如口服抗生素只适用于某些状况：如应用于广泛型重度牙周炎，起辅助的功效；应用于急性感染（牙周脓肿）以缓解急性症状；应用于伴有全身疾病（糖尿病、风湿性心脏病）的牙周炎患者，防止局部牙周感染对全身造成负面影响。

对轻、中度牙周炎患者而言，口服抗生素暂时缓解炎症而不积极去口腔科就诊，可能会延误治疗。

2. 牙周炎可以治愈吗

尽管牙周炎是一种不可逆、无法治愈的口腔疾病，但通过良好的口腔卫生控制（刷牙、使用牙线和间隙刷）、规范有效的牙周治疗和定期复查复治，可使疾病得到良好的控制和有效的缓解甚至停止进展，某些牙周手术治疗还可以获得牙周组织再生，从而终身拥有自己的牙齿。

另外，防止牙周炎发生至关重要，如养成良好口腔卫生习惯，早期发现牙龈炎及时治疗，避免发展为牙周炎才是"硬道理"。

总之，牙周炎是可防可治可控的，早发现、早干预才是关键。

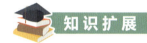
知识扩展

牙周炎对全身健康和状况的影响有哪些

老话说"病从口入"，是有一定的道理。因为科学证实，发生炎症的牙周组织内的细菌及毒性产物，可进入牙周局部小血管，再运达到全身，从而影响全身健康状况，表现在以下几方面。

（1）牙周炎与心血管疾病，如冠状动脉狭窄和冠状动脉血栓，甚至与急性心肌梗死有一定的关联。

（2）牙周炎症影响糖尿病患者血糖的控制。

（3）牙周致病菌还引发呼吸道感染或加重原来的呼吸系统病情。

相反，全身疾病如糖尿病也会加重牙周疾病，如容易发生感染、反复的牙龈肿痛和起脓包，某些高血压患者，因为服用抗高血

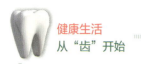

压药（钙通道阻滞剂等），发生药物性牙龈肥大，也很常见。

 误区解读

人老了，牙齿松动和脱落是正常的

人老了牙齿松动和脱落不是必然的，防治牙周疾病是关键。我国成人拔牙的首要原因是牙周炎，有关数据显示，每 100 颗被拔掉的牙齿中约 44 颗是因为牙周炎拔除的。牙周炎不完全可逆，但可防可治可控。

答案：1. A；2. A；3. ×

健康知识小擂台

单选题：

1. 刷牙出血的主要原因是（　　）

    A. 牙龈炎症

    B. 青春期少年、妊娠期间女性的激素水平变化

    C. 服用抗癫痫药或抗高血压药

    D. 牙齿解剖形态异常

2. 牙龈炎和牙周炎的主要病因是（　　）

    A. 牙菌斑　　　　　　　B. 牙列不齐

    C. 龋病　　　　　　　　D. 口呼吸

判断题：

3. 人老了掉牙是自然现象。（　　）

牙周组织疾病
知多少自测题

（答案见上页）

口腔黏膜
疾病知多少

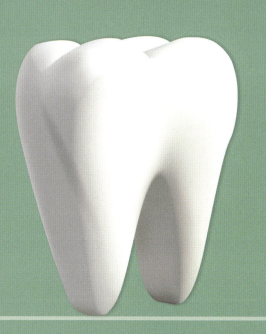

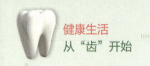
口腔黏膜——覆盖在口腔内壁的粉红、湿润、光滑、有弹性的"衬里"，是我们口腔健康的第一道防线。然而，当这些黏膜受到疾病侵袭时，它们也会变得脆弱不堪，影响我们的日常生活：例如嘴唇是口腔的门户，要是嘴唇干燥、起皮、裂口，就会影响进食和灿烂的微笑。为了更好地保护口腔黏膜，让我们一起揭开口腔黏膜病的神秘面纱，为您的口腔黏膜健康保驾护航。

反复出现的口腔溃疡会癌变吗

小王是个忙碌的上班族，常常因为工作熬夜。有一天，他吃午饭时不小心咬到了舌头，第二天被咬的地方就长了一个溃疡，痛得让他难以忍受。因为忙，也没就诊，熬了 10 天，溃疡终于不痛了。但没过多久，下唇又长了一个绿豆大小的溃疡。小王开始有些担心，同事也提醒他，总长口腔溃疡要警惕口腔癌，于是，他决定去医院看看。医生告诉他是因为长期熬夜、饮食不规律，诱发了口腔溃疡反复发作。同时让小王放心，复发性口腔溃疡是不会癌变的。

小课堂

1. **什么是复发性口腔溃疡**

这是最常见的口腔黏膜疾病，特点是口腔溃疡周期性反复发作，有自限性，位置不固定。有 10%～30% 的人患有复发性口腔溃疡，多有家族聚集性。

口腔溃疡的诱发因素很多，如消化不良、便秘、肠道寄生虫、睡眠不足、精神紧张、月经期和围绝经期（更年期）。同时发现该病与某些全身疾病、消化系统疾病、微量元素缺乏和口腔局部创伤有关。

2. 复发性口腔溃疡分哪几种

根据临床表现一般分为三种。

（1）轻型复发性口腔溃疡：最多见，溃疡数目 1~3 个，大小直径 2~5 毫米，有黄白色假膜覆盖，10 天左右愈合。

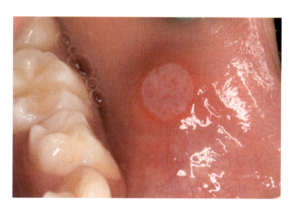

轻型复发性口腔溃疡

（2）口炎型复发性口腔溃疡：主要特点是数目多，可达 10~30 个或更多，零星分布于口腔内，溃疡直径小，多数只破坏上皮层，疼痛明显，有时伴发热等全身症状。

（3）重型复发性口腔溃疡：溃疡直径较大，可达 1~2 厘米，周围黏膜水肿，边缘隆起，溃疡中央凹陷，呈弹坑状。溃疡波及黏膜下层及腺体，持续时间长，可达 3 个月到半年，愈合后留有瘢痕。

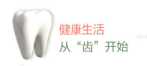
3. 复发性口腔溃疡患者就诊指导

（1）口腔溃疡反复发作没有间隔的，溃疡多发、溃疡深大、溃疡持续时间超过2周就应该及时就诊。

（2）如果还出现外生殖器和肛门处的溃疡，就要考虑可能是贝赫切特综合征，需要到风湿免疫科诊治。

（3）一般口腔专科医院设有口腔黏膜科，可治疗复发性口腔溃疡。复发性口腔溃疡是口腔黏膜常见病，也可以到综合医院口腔科和社区医院口腔科就诊。

知识扩展

1. 复发性口腔溃疡如何居家护理

偶尔发生的单个溃疡，可以用口腔溃疡膜贴于患处，也可选用口腔溃疡膏涂于患处。溃疡膜和溃疡膏有较好的消炎、镇痛、促进溃疡愈合的作用。中药散剂和喷剂可在口腔后部溃疡时选用。

2. 如何预防复发性口腔溃疡的发生

（1）目前复发性口腔溃疡还不能根治，但是如果注意营养和保健，积极参加各种体育锻炼，增强体质，去除诱因，去除可能的致病因素，就可以延长复发间隔，减轻局部症状，加快溃疡愈合。

（2）建议患者保持口腔卫生，均衡日常饮食，多吃蔬菜水果，保持大便通畅，尽可能避免咬伤，减轻压力，不要熬夜。

（3）虽然复发性口腔溃疡有一定的家族聚集性，但只要加强后天的保健，消除环境因素对遗传因素的影响，复发性口腔溃疡是可以防治的。

3. 口腔癌性溃疡的特征有哪些

持续时间长：口腔癌性溃疡通常持续时间较长，超过两周甚至数月不愈合。

位置固定：口腔癌性溃疡通常发生在同一部位。

形态改变：口腔癌性溃疡的形态多不规则，边缘隆起，中央凹凸不平，呈草莓样、菜花样改变，触诊质地比较坚硬，易出血。

不愈合：即使经过治疗，口腔癌性溃疡也不会愈合，且持续长大。

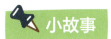 **小故事** **最有诗意的复发性口腔溃疡患者**

白居易是唐代著名文学家。他在《与元九书》中写道："昼课赋，夜课书，间又课诗，不遑寝息矣，以至于口舌成疮，手肘成胝。"意思是白天学习作赋，夜里刻苦读书，间隙又学习作诗，连睡眠和休息都顾不上，以至于口舌生疮，手、肘生茧。口舌生疮这一病症在中医古籍中最早记载在《黄帝内经》，就是复发性口腔溃疡，白居易也是一位复发性口腔溃疡的患者。诗人总结的口腔溃疡复发的原因就有压力大和熬夜，与当下我们认识的口腔溃疡复发的原因一致。

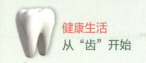
嘴里总是起血疱是怎么回事

刘爷爷早餐最爱吃油条。那天，他要和几个朋友出门郊游，他快速地吃着油条，突然，油条碰到上腭，有些异样的感觉，他漱过口后，发现腭黏膜上有一个黄豆大小的血疱。刘爷爷有些担心，赶紧到口腔科就诊。医生检查了刘爷爷的口腔，告诉他这是创伤性黏膜血疱，黏膜没有破损，不需要处理，注意口腔卫生就可以了。一周后，血疱逐渐消退，口腔黏膜也恢复了正常。这次意外让刘爷爷知道了吃饭不能够太快，要尽可能避免碰伤口腔黏膜。

 小课堂 ● ● ● ● ● ● ● ● ● ● ● ● ● ●

1. 创伤性黏膜血疱是什么

创伤性黏膜血疱是由机械性或物理性刺激引起的黏膜损伤，病变处黏膜上皮完整，毛细血管破裂，上皮血疱形成。

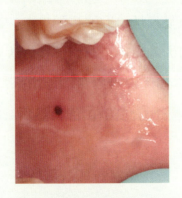

创伤性黏膜血疱

2. 创伤性黏膜血疱的病因有哪些

（1）进食过烫食物：摄入的食物温度过高，直接刺激口腔黏膜，导致黏膜组织受损，形成血疱。

（2）咀嚼大块干硬食物：咀嚼时因食物过硬，擦伤口腔黏膜。

（3）吞咽过快：食物吞咽速度过快，导致口腔黏膜被擦伤。

（4）咀嚼不慎咬伤唇颊黏膜。

3. 创伤性黏膜血疱临床表现有哪些

（1）口腔黏膜小血疱最常见，多是咀嚼不慎咬伤颊黏膜，形成的黏膜血疱，常位于口角区或后颊黏膜，血疱较小，直径一般0.5厘米。没有明显自觉症状。

（2）创伤性黏膜大血疱通常出现在软腭、腭垂、腭舌弓和软硬腭交界处等位置，血疱形成后会快速扩大，直径可达1～3厘米。起初血疱液呈鲜红色，之后变为紫黑色。疼痛不明显，但有异物感。

（3）创伤性黏膜血疱壁较薄，容易破溃，破溃后留下鲜红色的疱底创面，疼痛加重，严重影响吞咽。若继发感染，则可形成溃疡或糜烂，表面覆盖黄白色假膜。

知识扩展

1. 口腔黏膜表现为大疱和血疱的疾病还有哪些

（1）天疱疮：是一组由表皮细胞松解引起的自身免疫性慢性大疱性皮肤病。特点是在皮肤黏膜上出现松弛性水疱或大疱，疱易破呈糜烂面。需要全身应用糖皮质激素治疗。

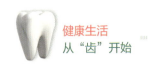

（2）黏膜类天疱疮：主要累及口腔、结膜等黏膜，常出现在牙龈黏膜，多数是血疱，有些是亮疱。这是一种自身免疫性疾病，需要到口腔医院黏膜科就诊。一般需要全身或局部糖皮质激素治疗。严重的黏膜类天疱疮，特别是侵犯眼睛、呼吸道和消化道的，可在黏膜部位形成瘢痕，导致失明、气道阻塞及食管狭窄等后果。

（3）特发性血小板减少性紫癜：是一种由于人体免疫系统异常导致的血小板破坏过多，从而造成血小板减少的出血性疾病。主要表现为皮肤及脏器的出血性倾向以及血小板显著减少。特发性血小板减少性紫癜的患者有时也会在口腔特别是颊黏膜出现瘀斑和血疱，需要及时的实验室检查以明确诊断和转到相关医院及科室治疗。

误区解读

可以自行用针挑破黏膜血疱

用针自己挑破黏膜血疱，不可取。对黏膜血疱的处理，要在医生指导下进行。

（1）如果血疱比较小，通常不建议挑破，因为这种血疱中的血液可以自行吸收，吸收后疱壁会贴敷在疱底的软组织处，创面也会逐渐愈合。如果盲目挑破，可能会增加感染的风险，反而不利于血疱愈合。

（2）如果血疱较大，局部张力较大，出现明显的疼痛感、异物感，应该及时就诊，医生会用无菌注射器抽出血疱中的液体，并保持疱壁完整，以保护创面。如果自行用针挑破，会导致细菌进入伤口内，引发感染。

（3）如果血疱自行破裂，一定要保持局部清洁，避免用手挤压，以免加重症状或引发感染。必要时，可以用有消炎、促进愈合作用的漱口液漱口。

烂嘴角元凶大揭秘

　　每到春秋季节，小云总有那么几天出现嘴角干燥、红肿、脱皮、破溃，撕裂的疼痛让她张不开嘴，不敢大声说话，也不敢大声笑，吃饭也不香了，火辣辣的疼痛让她苦不堪言。小云忍不住去舔嘴角，但是越舔越严重，不仅影响了日常生活，小云还担心自己变丑，她现在出门都戴着口罩。对这个甩不掉的"牛皮糖"，小云逐渐感到焦虑不安。因此，小云前往医院就诊，求得专业人士的帮助。那么，烂嘴角究竟是怎么回事呢？

 小课堂

1. 烂嘴角是什么病

烂嘴角，学名口角炎，是一种常见的口腔黏膜疾病。

得了口角炎，会出现一侧或两侧口角发红、裂口、结痂和疼痛等，张口时易出血，吃饭和说话均受影响。

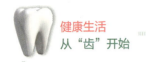

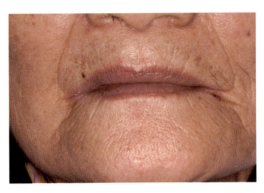

口角炎

2. 什么原因会导致烂嘴角呢

导致烂嘴角的原因很多，其中最常见的有以下方面。

（1）营养缺乏：从膳食中摄取的维生素、铁和叶酸等缺乏或贫血等系统疾病使得黏膜变薄，容易发生烂嘴角。

（2）创伤：一些不良习惯，如反复舔口角或经常用手指、铅笔等硬物摩擦嘴角，也可导致或加重烂嘴角。

（3）细菌和真菌等感染：牙齿缺失过多或戴不合适的假牙导致垂直距离恢复不足，口角皱褶黏膜经常处于浸渍中，易继发细菌和真菌感染，引发烂嘴角。

（4）免疫力差：糖尿病、口干、体质虚弱等全身或局部免疫受损的人群也是烂嘴角的高发群体。

（5）接触过敏：有些过敏体质的人在接触某些唇膏、面霜等化妆品后会引发过敏反应，导致烂嘴角。

需要特别注意的是，烂嘴角的具体原因可能因个体差异而有所不同。如果出现烂嘴角的症状，建议咨询口腔医生，以确定具体原因并获得治疗建议。

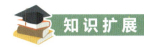 知识扩展

1. 得了烂嘴角应该怎么办

（1）纠正不良习惯：克服舔舐干燥嘴唇及撕去死皮的习惯，是烂嘴角治疗的基础工作。

（2）纠正局部因素：佩戴假牙、全口多数牙缺失或牙齿磨耗较重的患者出现烂嘴角，应及时到口腔专科就诊，恢复正常的牙齿咬合关系。

（3）积极治疗系统疾病：患有全身疾病者需要同时治疗全身疾病，如伴有贫血可视具体情况补充叶酸、维生素 B_{12} 或铁剂，糖尿病患者积极控制血糖。

（4）加强局部护理与保湿：烂嘴角严重，可以用乳酸依沙吖啶溶液等湿敷，再涂抹不致敏的唇膏等唇部保湿产品或油膏制剂。

（5）抗菌治疗：如果合并真菌和细菌感染，可遵医嘱口角局部涂抹抗菌药和抗真菌药。

2. 怎样预防烂嘴角

（1）保持良好的饮食习惯，不挑食，确保摄入足够的维生素、矿物质和其他营养素，避免摄入高盐、高糖、辛辣刺激食物。

（2）提升个人体质，积极治疗系统疾病。

（3）保持良好的口腔卫生，定期口腔检查，及时修复缺失牙齿和调整不合适的假牙等。

（4）避免舔舐干燥的嘴唇及口角，避免接触可能引发过敏的物质。

（5）气候干冷时，及时涂抹唇膏做好唇部及口角区的保湿护理。

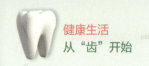
嘴唇总是起皮、干裂，该怎么办

　　靓靓同学嘴唇起皮一直不好，起初自己用手撕皮，越撕越重；后来又用舌头舔，湿润几分钟后又干了，而且也越舔越重；折腾一个月后，还有烧灼痛，靓靓有些烦躁了，想不明白为啥这么长时间不好。听楼下阿姨说涂药膏管用，就自己买了红霉素软膏涂了几天，嘴唇好些后，又严重了；又买了克霉唑软膏，跟红霉素膏混起来涂，嘴唇起皮不但没好，还更严重了，出现裂口很痛。几个月过去，嘴唇总不好，导致靓靓情绪低落，睡不好觉，也打不起精神上课。

 小课堂 ● ● ● ● ● ● ● ● ● ● ● ● ● ● ● ●

1. 嘴唇总是起皮、干裂是什么病

　　很多疾病可以出现嘴唇起皮、干裂，如慢性唇炎、日光性唇炎、肉芽肿性唇炎、真菌性唇炎、慢性盘状红斑狼疮等。最常见的是慢性唇炎。

　　慢性唇炎表现为嘴唇起皮、干燥、裂口、出血，病情持续时间比较长，几周或几个月，甚至几年。

　　日光性唇炎在晒太阳后出现，分急性和慢性两种，急性日光性唇炎一般在暴晒后几天发作，嘴唇起皮、裂口、出血，严重者起疱、破溃、结痂。慢性日光性唇炎有长期日晒史，除嘴唇起皮、干裂，嘴唇还变厚变硬，有癌变风险。

肉芽肿性唇炎主要表现为嘴唇的肿胀、增厚，也有稀少的起皮、干燥。

真菌性唇炎是在起皮、干裂的同时，能从嘴唇部检测到念珠菌。

慢性盘状红斑狼疮也是日光照射引起的，主要表现为嘴唇有白纹和红斑，也有起皮，可能破溃、结痂。

2. 慢性唇炎怎么治

一般用乳酸依沙吖啶溶液和金霉素眼膏，局部上药，每天三次，每次在饭后进行：上药时先用 1 毫米厚的脱脂棉片浸湿乳酸依沙吖啶溶液，湿敷上下嘴唇20 分钟；将湿敷后变软的脱皮儿轻轻擦去，再涂薄薄一层金霉素眼膏。注意不能撕扯干皮、不用舌舔唇。

唇部湿敷、
上药膏

3. 治疗唇炎的药物还有哪些

湿敷还可以用硼酸溶液、氯己定溶液、碳酸氢钠溶液、生理盐水等。

涂擦的药膏还可以用红霉素眼膏、曲安奈德乳膏、克霉唑软膏、硝酸咪康唑等。

 知识扩展

1. 可以不去除脱皮吗

不去除脱皮不利于唇炎的治愈。嘴唇起皮已经表明嘴唇不健康了，去除它才有利于新陈代谢，新皮长出来替代脱皮，才能恢复嘴唇的健康。

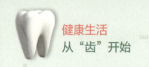

2. 舔嘴唇为什么会越舔越重

用舌头舔嘴唇，其实是把唾液浸润到了正发炎的嘴唇上。一方面，唾液很快蒸发，嘴唇得不到足够时间的湿润，干皮会越来越多。另一方面，唾液里混有食物残渣以及细菌、真菌等微生物，可能会加重炎症，越舔越重。

3. 为什么直接涂红霉素软膏对嘴唇不好

涂红霉素软膏之前，没有湿敷、去掉脱皮，脱皮就把药膏与嘴唇隔开了，药膏起不到消炎的作用，治疗效果就差。

 误区解读

嘴唇发干不用管

不能不在意嘴唇发干这个症状，它往往是唇炎的早期表现——轻度唇炎，再发展就可能嘴唇起皮、肿胀、干裂。要预防嘴唇发干，就要在餐后和漱口、刷牙后注意润唇，及时涂上一薄层凡士林油膏，锁住水分，直至下次用餐或漱口、刷牙。每天都保持嘴唇湿润，唇炎就不易发生；长年润唇，就有利于嘴唇保持健康。

谈白色变——口腔白斑要当心

李爷爷今年70岁，虽然是个有几十年烟龄的老烟民，但身体一直不错。最近李爷爷发现自己口腔内出现了白色斑点，他起初并未在意，认为只是小问题，但随着时间推移这些斑点逐渐扩大。李爷爷这下开始担心，心想不会是口腔癌吧？在家人的陪同下，李爷爷前往口腔专科医院检查，医生为李爷爷的口腔白色病变做了活体组织检查（简称活检），确诊为"口腔白斑病"，建议李爷爷戒烟后定期复查。

 小课堂

1. 口腔白斑是病吗

如果发现口腔黏膜上的白色或灰白色斑块，即使用力也擦不掉，要警惕患了口腔白斑病。

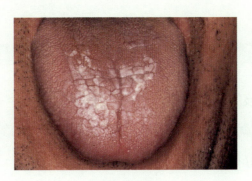

口腔白斑病

2. 哪些人容易得口腔白斑病

口腔白斑病常见于中老年人群，男性更多见，一般有长期吸烟、饮酒、喜食热食等习惯的人更易患口腔白斑病。

3. 为什么会发生口腔白斑病

口腔白斑病的发生可能与以下因素相关。

（1）局部刺激：如长期吸烟、喝酒、嚼槟榔、吃太辣或太烫食物等刺激口腔黏膜；另外，戴不合适的假牙和尖锐的牙尖长期摩

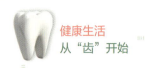

擦黏膜都可能发生口腔白斑病。

（2）全身因素：维生素、矿物质等摄入不足，如维生素 A 和维生素 E 缺乏，黏膜可能就会变得脆弱，容易发生口腔白斑病。

（3）感染因素：如念珠菌、人乳头瘤病毒（HPV）等真菌或病毒等都可能是口腔白斑病的帮凶。

（4）遗传因素：口腔白斑病具有一定的遗传易感性。

4. 口腔白斑病好发于哪些部位

总的来说，口腔白斑病可以发生在口腔黏膜的任何部位，但是，牙龈、上下牙之间对着的口腔黏膜区域、舌部及唇部等更好发。

 知识扩展 ////

发现口腔白斑该怎么办

（1）尽早就医：应及时去口腔专科医院就诊，不能掉以轻心，也不要过分担心。

（2）明确诊断：通过医生检查尽早明确诊断，查明有无潜在癌变风险，积极配合医生治疗。

（3）改变习惯：戒烟限酒，少吃辛辣刺激食物，多吃蔬菜水果，确保摄入足够的维生素和矿物质。

（4）去除刺激：拔除口内不能保留的残根、残冠，积极治疗龋坏牙，去除不良修复体等，定期进行牙周治疗等。

（5）定期复查：进行药物或手术治疗后坚持定期复查，严密监测。

误区解读

口腔白斑病就是口腔癌

口腔白斑病本身并不是口腔癌，但是的确存在一定的潜在癌变风险，也因此被归为口腔潜在恶性疾患。有很多患者听到自己得了口腔白斑病，谈白色变，就以为得了口腔癌。研究显示，口腔白斑病癌变的风险为 0.13% ~ 5%，并非所有的口腔白斑病都会癌变，而健康的生活方式、定期口腔检查是预防和识别口腔白斑病的关键。

舌头火辣辣的是怎么回事

张阿姨今年 54 岁，最近几个月总是觉得舌头火辣辣的，像吃了辣椒一样，每天早上起来还能忍受，可是到了下午和晚上就火辣难忍。张阿姨再也不敢吃辣椒和葱姜，可奇怪的是，她吃饭的时候竟然没有这种感觉，不吃东西时火辣辣的感觉却很明显。张阿姨起初以为是上火了，吃了各种"去火药"也不见好转，越发着急，这到底是怎么了？

 小课堂 • • • • • • • • • •

1. 舌头火辣辣的，是得了什么病

舌头火辣辣的可能是得了灼口综合征，这种疾病在口腔专科检查时，往往并没有明显的异常，各项实验室检查结果均正常。在中

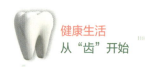

年女性尤其是围绝经期女性中常见。

除此之外，口腔念珠菌病、口腔扁平苔藓、贫血、糖尿病、甲状腺功能减退等多种疾病也可能会引起口腔黏膜火辣辣的感觉。如果出现了类似舌头火辣辣的症状，建议及时到口腔专科门诊就诊。

2. 灼口综合征有哪些表现

灼口综合征的舌部火辣感常呈现时间节律性，一般早晨较轻，下午或晚间加重。该病可同时伴有口干和味觉异常，常常在说话过多、进食干燥食物、空闲休息时加重，而在工作、吃饭等注意力分散或熟睡时，痛感有所减轻甚至消失。

3. 灼口综合征就是上火了吗

灼口综合征并不是上火那么简单。灼口综合征发生的原因还不十分清楚，一般认为可能与中枢神经系统病变、周围神经纤维功能异常、激素水平的改变及精神心理因素等多种因素相关。

 知识扩展

1. 灼口综合征会伴随一生吗

因为导致灼口综合征的原因不清，所以灼口综合征的持续时间也不确定，可能持续几个月、几年，甚至更长时间。如果能够合理应对，并且接受医生推荐的治疗方法，可以尽量避免对生活的影响。

2. 生活中如何做将有助于缓解灼口综合征的症状

（1）积极调整心态，乐观面对生活，及时消除不良或负面情绪。

（2）避免食用刺激性的食物，多食一些水果和绿色蔬菜，如苹果、梨等，增加唾液分泌。

（3）避免过度伸舌自检，减少对疾病的过度关注，如果担忧应及时到专科医院就诊。

（4）调整睡眠和作息，尽可能保证充足的睡眠。

（5）多培养兴趣爱好，多参加文娱活动，既分散注意力、舒缓了情绪，又锻炼了身体。

 误区解读

灼口综合征是口腔癌的前兆

灼口综合征虽然多呈现出慢性疾病状态，但是该病至今无证据表明有癌变风险。部分患者可能在长期病程中因情绪变化出现恐癌心理，陷入伸舌自检→恐慌→再自检→更恐慌→舌痛加重的恶性循环，而负面情绪往往不利于病情恢复。建议患者如担心癌变，及时到口腔专科门诊就诊排查。

答案：1. A；2. A；3. ×

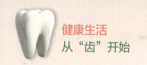
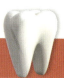

健康知识小擂台

单选题：

1. 引起口腔溃疡的原因有（   ）

   A. 咬伤　　　　　　　　B. 吸烟

   C. 进食甜食　　　　　　D. 饮茶

2. 烂嘴角的症状是（   ）

   A. 疼痛

   B. 不痛

   C. 能大张嘴

   D. 能大笑

判断题：

3. 得了口腔白斑病就是得了口腔癌。（   ）

口腔黏膜疾病
知多少自测题

（答案见上页）

口腔颌面外科
疾病知多少

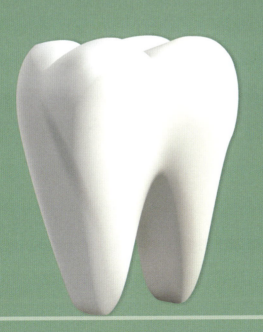

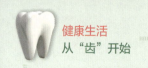

　　口腔颌面外科学是以研究口腔器官（牙、牙槽骨、唇、颊、舌、腭、咽等）、颌面诸骨（上颌骨、下颌骨、颧骨等）、面部软组织、颞下颌关节、唾液腺及颈部某些疾病的防治为主要内容，以外科治疗为主的一门临床学科，是口腔医学的一个重要组成部分，也是外科学的分支之一。本部分介绍了常见口腔颌面外科疾病的临床表现特点、诊断方法、治疗原则及容易出现的误区，让读者能够增加这些疾病的防治知识，以期遇到问题时早预防早诊断早治疗。

拔牙后应该注意些什么

　　两周前，大学生小陈终于下定决心，把反复肿痛半年的智齿拔了。小陈本以为智齿拔完痛两天就没事儿了，但是伤口越来越痛。到了第三天，小陈吃镇痛药也没有任何效果，同时嘴里出现明显的异味。小陈不得不回到医院去复诊，在医生的仔细追问下才知道：原来是因为自己没有按照拔牙后注意事项去做，一有口水就吐，导致拔牙窝内的血凝块脱落，引起了干槽症。小陈不得不再次接受清创和填塞治疗，伤口愈合时间较正常晚了一周多。

 小课堂

1. 拔牙后注意事项有哪些

　　拔牙是指在局部麻醉或全身麻醉下，将已经不能保存的牙或妨碍咬合的牙进行拔除的手术。

拔牙过程必然会造成局部软、硬组织不同程度的损伤，产生出血、肿胀、疼痛，还可能伴发感染等，同时也可能引发某些全身系统疾病加重或诱发严重的全身并发症。为避免或减少并发症的发生，拔牙后应注意以下事项。

（1）咬纱卷30～40分钟后，轻轻吐掉。

（2）24小时内不要刷牙、漱口、吐口水，进食后饮清水保持口腔卫生；24小时后可刷牙、漱口，但应避免刺激伤口。

（3）拔牙后2小时可进食，拔牙当日宜温凉细软饮食，勿食用过热过硬食物，避免患侧咀嚼。

（4）不要吸吮、舔舐拔牙窝，避免血凝块脱落。

（5）拔牙后1～2日内伤口未愈合，唾液中带少量血丝属正常现象。如有出血不止，唾液中有大量血块，请及时去医院复诊。

（6）拔牙后1周内勿吸烟、饮酒，避免熬夜。

（7）拔牙后一般不需要用药，创伤较大者可于前两天局部间断冷敷以减轻肿胀反应，并遵医嘱用药。

（8）拔牙后如出现严重疼痛、肿胀、张口困难、高热等不适症状请及时去医院复诊。

拔牙后的
注意事项

（9）伤口有缝线者可在术后5～7天复查拆线。

2. 干槽症是什么

干槽症是指拔牙窝内部及周围区域术后疼痛，于拔牙后3～5天显著加重，伴随牙槽窝内血凝块部分或全部降解破坏，可有或无臭味。干槽症的确切发病机制还不完全明确，相关因素较为复杂。对于干槽症的处理，应在诊断明确后以镇痛为目的，必要时可在局部麻醉下处理牙槽窝。

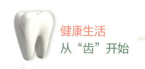

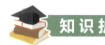 知识扩展

1. 拔牙后为何要咬纱卷

拔牙后由于根尖血管和牙周组织的撕裂，牙槽窝出血，血液中的血小板和蛋白质相互作用、聚合成网，形成血凝块；免疫细胞也逐渐迁移到拔牙窝内，消化清除细菌和组织碎屑，并启动拔牙窝愈合过程。血块通常在拔牙后 15 分钟内凝集，在 24 小时内完全形成。因此，拔牙后应咬纱卷 30～40 分钟以保证牙槽窝内血块凝集完成；并在 24 小时内不刷牙、漱口、吐口水，避免破坏血凝块稳定。

2. 拔牙后为什么不能吸烟、饮酒

吸烟和饮酒是影响口腔黏膜创面愈合的重要环境因素。香烟中的尼古丁成分可诱导细胞分泌炎症介质，同时香烟烟雾也有很强的促炎作用，进而影响拔牙伤口愈合。酒精对口腔黏膜组织的直接刺激会引起局部炎症，同时饮酒可能导致口干，促进口腔内细菌滋生，不利于拔牙伤口愈合。

 误区解读

拔牙当天不吃东西伤口会愈合得更快

拔牙后吃东西容易刺激伤口，引起疼痛；同时 24 小时内不能刷牙、漱口，无法清洁口腔内的食物残渣，可能引起伤口感染。

那么拔牙当天不吃东西既减少了对伤口的刺激，又有利于口腔卫生，是不是伤口会好得更快？这是错误的。拔牙后的饮食确实需

要注意，但一味少吃或不吃会影响营养摄入，反而不利于伤口愈合。拔牙当日宜温凉稀软饮食，进食后可饮适量清水从而保持口腔卫生。

所有智齿都需要拔除吗

小王补牙拍片时发现自己右侧下颌有一颗"埋伏"的智齿，但是从嘴里完全看不到，也从来没有出现任何不适。同事小陈说："智齿不拔迟早会出问题，等出了问题再拔就晚了，你还是尽早去医院把智齿拔了吧。"第二天，小王去口腔医院就诊，医生看过片子并进行口腔检查后，对他解释说："并不是所有的智齿都需要拔除，你的右下智齿完全埋伏于骨组织中，没有症状且相邻的牙齿也未受累，建议保持口腔卫生，定期观察即可。"

 小课堂

1. 哪些智齿需要拔除

（1）已引起或反复引起急性智齿冠周炎发作而不适宜做龈瓣切除的智齿。

（2）已发生龋坏的阻生智齿。

（3）已引起邻牙食物嵌塞的阻生智齿。

（4）已引起其他病变如根尖周感染、颌骨囊肿的智齿。

（5）导致邻牙病变（如龋坏、牙根吸收、牙周组织破坏等）

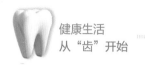
的阻生智齿。

（6）因正畸、正颌等治疗需要拔除的智齿。

（7）可能成为颞下颌关节紊乱病诱因的阻生智齿。

（8）因完全骨埋伏阻生而被疑为原因不明的神经痛或病灶牙的智齿。

（9）无咬合的智齿，可因过长导致咬合创伤或食物嵌塞，需拔除。

2. **哪些智齿不需要拔除**

（1）萌出位置正常且已建立正常咬合关系的智齿。

（2）萌出位置正常，后方有牙龈覆盖，但经牙龈部分切除后可完全暴露，并可与对颌牙建立正常咬合关系的智齿。

（3）当智齿前方的磨牙已缺失或因病损无法保留时，如阻生智齿向前倾斜角度不超过 45°，可酌情保留智齿，有利于修复缺失牙。

（4）邻牙牙周骨质缺损过多，但无明显牙周炎症状，拔除阻生智齿后可能导致邻牙严重松动，可酌情同时保留邻牙和阻生智齿。

（5）牙根未完全形成，在前方的磨牙拔除后可自行前移替代磨牙，与对颌牙建立正常咬合的智齿。

（6）完全埋伏于骨内且无症状的阻生智齿，如不影响相邻牙齿，可暂时保留观察。

（7）根尖未发育完成，可将其拔除后移植于其他缺失牙齿处的阻生智齿。

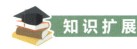 **知识扩展**

1. 急性智齿冠周炎期间是否可以拔除智齿

急性智齿冠周炎期间拔除智齿会增加感染风险，并可能引起感染扩散，造成严重的局部及全身并发症；同时智齿周围组织处于肿胀、充血的炎症状态，手术操作过程中出血明显，会增加手术难度，且术后反应较重。

因此，处于急性智齿冠周炎期间的智齿不宜拔除，一般建议首先采取局部冲洗上药、口服抗生素等局部和全身抗炎治疗，待炎症控制后视情况行龈瓣切除或智齿拔除。

2. 阻生智齿拔除的并发症有哪些

作为一种相对复杂手术，阻生智齿的拔除可能在术中和术后发生并发症，虽然比例较低，但尚无法完全避免，如需拔除智齿，请前往正规医疗机构审慎拔除。

（1）常见的术中并发症：晕厥、牙根折断、牙龈或邻近软组织损伤、牙槽骨骨折、邻牙或对颌牙损伤、同侧下唇麻木（下牙槽神经损伤）、同侧舌麻木（舌神经损伤）、颞下颌关节损伤、断根移位、口腔上颌窦交通等。

（2）常见的术后并发症：反应性疼痛、肿胀、张口困难、出血、感染、干槽症等。

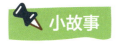 **小故事** **阻生智齿：人类进化的副产物**

第三磨牙一般会在 16～25 岁萌出，此时是人类心智走向成熟

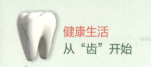
的时期，所以第三磨牙又叫智齿。从生活在数万年前的智人到如今的现代人的演进过程中，随着食物的日益精细，人类无须进行费力的咀嚼，导致咀嚼功能逐渐减退，咀嚼器官也随之退化。但咀嚼器官的退化是不平衡的，其退化程度大小依次为咀嚼肌、颌骨和牙齿，故牙齿的退化不如颌骨和牙槽骨明显，导致现代人的颌骨无法容纳智齿，进而引起智齿阻生。

智齿冠周炎反复发作该怎么办

王女士和朋友聊天说起，她最近加班熬夜上火比较严重，嘴里的牙龈也肿起来，偶尔咬到牙龈就更疼了。朋友见状说，"你会不会是长智齿了？"王女士疑惑道："我都成年了，还会再长牙吗？"于是，她来到口腔科就诊，医生对王女士进行了仔细检查，告诉她，疼痛可能的原因是智齿冠周炎导致的，最好再拍个牙片看看智齿是否可以正常萌出。

 小课堂

1. 什么是智齿冠周炎

智齿萌出不全或阻生时，智齿牙冠周围可部分或全部为龈瓣覆盖，龈瓣与牙冠之间形成较深的盲袋，食物及细菌极易嵌塞于盲袋内，再加上清洁不到位，容易出现细菌生长繁殖，引起慢性炎症，出现反复疼痛的情况，称为智齿冠周炎。

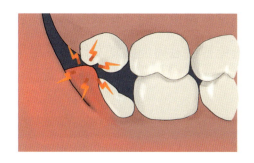

智齿冠周炎

2. 为什么会发生智齿冠周炎

在人类演化的过程中，随着食物种类精细化，咀嚼器官随之退化，导致人类颌骨的长度与牙列所需的长度不协调。下颌智齿是牙列中最后萌出的牙，由于萌出的空间位置不足，会导致程度不同的阻生。

智齿在萌出过程中，食物及细菌容易嵌塞于盲袋内；冠部牙龈常因咀嚼食物而损伤，形成溃疡。当患者抵抗力下降、局部细菌毒力增强时，可引起智齿冠周炎急性发作。

患者会自觉磨牙后区胀痛不适，当咀嚼、吞咽或者张口时，疼痛会加重，严重者还会导致张口受限、牙关紧闭，有时还有可能伴随全身症状，比如发热、头痛、食欲减退等。

3. 应该如何治疗智齿冠周炎

（1）在急性期，医生会对智齿冠周进行局部冲洗、上药，患者回家后可用温热水等含漱剂漱口，并选择抗菌药及全身支持治疗，同时增强抵抗力。

（2）在慢性期，对有足够萌出空间且牙位正常的智齿，可在局麻下行冠周龈瓣切除，消除盲袋，有利于智齿正常萌出；而对于

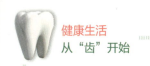

智齿牙位不正、无足够萌出空间、相对应的对颌智齿位置不正或已拔除者，以及为避免智齿冠周炎反复发作，可尽早予以拔除。

 知 识 扩 展

1. 智齿冠周炎的症状有哪些

智齿冠周炎的患者多数由于智齿萌出不全，牙冠被肿胀的牙龈龈瓣全部覆盖，医生需要使用探针进行探查，才可在龈瓣下检查出未完全萌出的智齿。

患者智齿周围的软组织及牙龈往往会发生红肿，龈瓣边缘溃烂，触之有明显的疼痛，龈袋内可挤压出脓液。情况严重的话，炎症肿胀还会引起张口受限。

2. 如果不及时治疗智齿冠周炎会怎样

智齿冠周炎属于化脓性炎症，后期可能形成冠周脓肿，炎症如果向邻近解剖区域扩散，还可能引起较为严重的后果。

（1）炎症如向磨牙后区扩散，容易形成脓肿，可向更深的部位扩散。

（2）当脓肿向外穿破，易发生皮下脓肿。

（3）如穿破皮肤后，会形成经久不愈的面颊瘘，从而造成皮肤瘢痕。

（4）当智齿冠周炎直接蔓延或由淋巴管扩散，引起邻近组织器官或筋膜间隙的感染，还会伴有局部淋巴结肿胀、压痛，相邻的第二磨牙叩痛等。

因此，当发生智齿冠周炎应及时前往医院就诊寻求处理，以免延误治疗。

 误区解读

长智齿一定会痛

有人长智齿会出现疼痛，但也有人长智齿不痛。长智齿时出现疼痛一般是由于智齿没有正常萌出，导致智齿冠周炎产生疼痛。除此以外，也可能是智齿本身龋坏、牙髓炎等因素引起疼痛。如果龋坏程度较深，与牙髓的距离较小，龋齿受到刺激后，牙髓就会释放炎性介质，刺激牙髓腔中的神经和血管，导致智齿反复疼痛。这种情况建议直接拔除智齿，如存在特殊需要，可进行根管治疗、盖髓术、牙髓切断术等方法对其进行治疗。

该怎么治疗颌骨骨折

王女士在回家路上不慎摔倒，下巴上摔破了一道深深的伤口，瞬时鲜血涌出。王女士马上用干净的手绢捂着下巴来到医院，当即挂了口腔急诊。王女士忍着疼痛问急诊医师道："医生，我的下巴会不会骨折了？"急诊医师仔细对王女士的伤口进行了检查，虽然伤口深及骨面，但咬合关系及张口功能等并无异常，拍完CT后，发现颏部正中骨折，但没有移位，随后急诊医师对伤口进行了清创缝合，对下颌牙列进行了单颌固定，并建议她回去进食软食，避免大张口两周。

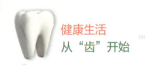
 小课堂 • • • • • • • • • • • • • • • •

1. 什么是颌骨骨折

颌骨通常指的是上颌骨和下颌骨，占据面部的 2/3，是维持颌面部外形重要的组成部分。上、下颌骨通过咬合关系行使咀嚼功能。

颌骨骨折是指上、下颌骨的完整性破坏或连续性中断。

发生骨折时，常会出现出血、肿胀、疼痛、骨折移位、感觉异常、张口受限以及咬合功能障碍等。

2. 颌骨骨折有哪些临床表现

（1）上颌骨骨折：上颌骨与面部多处其他骨骼相连，并参与构成口腔的顶部及部分眼眶。上颌骨发生骨折时，常会影响眼、鼻功能，影响咬合与容貌，严重时还可能并发颅脑损伤与颅底骨折。

（2）下颌骨骨折：下颌骨由于位置突出，有些部位较薄弱，成为下颌骨骨折的多发区，如正中联合部、颏孔区（下颌骨体部）、下颌角及髁突颈部等。下颌骨发生骨折时，常伴有骨折段移位、咬合错乱、下唇麻木、张口受限等表现。

3. 颌骨骨折的非手术治疗方法有哪些

非手术治疗，也称为保守治疗或闭合治疗，一般用于非开放性的儿童骨折、牙槽突骨折、移位不明显的下颌骨骨折、髁突高位骨折等情况。

非手术治疗一般采取颌间固定、夹板固定或颌间结扎，或有时利用矫治器的功能治疗，配合软食饮食和随访观察。

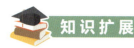 **知识扩展**

哪种颌骨骨折需要进行手术治疗

对于出现骨折端明显移位、咬合紊乱、疼痛和/或其他功能性问题的颌骨骨折，可考虑入院进行全身麻醉，通过外科手术暴露其骨折部位，进行骨折复位和内固定，恢复骨质连续性。

有时，患者的治疗舒适感是影响治疗决策的主要因素。例如，下颌骨体部骨折患者可以选择在口内进行4周的牙弓夹板固定或颌间结扎固定等非手术治疗，也可以选择手术治疗，手术治疗可减少或不需要颌间结扎，对患者而言更为舒适。

 误区解读

颌骨骨折者需要采取手术治疗

颌骨骨折不一定都需要采取手术治疗手段。在临床治疗决策的选择上，不仅涉及骨折的类型和严重程度，也要考虑到患者的年龄、性别、整体健康状况、基础疾病、可能出现的并发症以及患者对治疗效果的期望值等。

对于非开放性的儿童骨折、牙槽突骨折、移位不明显的下颌骨骨折、髁突高位骨折等情况，需要采取非手术治疗，一般采取颌间固定、夹板固定或颌间结扎，或利用矫治器的功能治疗，配合软食饮食和随访观察。

对于无移位骨折、无咬合紊乱、无疼痛或其他功能障碍的骨折，可予以随访观察，配合饮食控制。

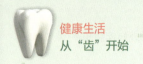
口腔也会长癌吗

老刘今年59岁，近半年以来，右侧舌的边缘出现小溃疡，有时轻度疼痛不适。开始他以为是上火了，自行去购买、服用了"降火药""消炎药"，服药后有些作用；但是，溃疡还是越来越大，而且越来越痛，影响吃饭、说话。他不得已去口腔医院就诊。经活检术、病理检查，确诊为舌鳞状细胞癌。

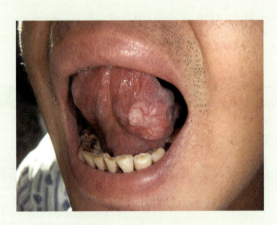

口腔癌（舌鳞状细胞癌）

 小课堂

1. 什么是口腔癌，口腔癌患者的早期表现是什么

口腔癌是发生于口腔里的恶性肿瘤的统称。最常见的是口腔黏膜外观改变，如口腔黏膜溃疡变得不完整、不平滑；口腔黏膜变色，变成红色、白色、黑色或淡蓝色；口腔黏膜增生，向外凸起如菜花状。

口腔癌患者在较早阶段的表现，与一般的口腔溃疡、炎症、出血等有近似之处。口腔癌早期症状轻微，生长到一定程度后会出现疼痛、麻木等不适。这种疼痛，通常比牙痛的症状轻，能够忍受，对生活影响较小，也容易被忽视。

2. 口腔癌为什么会被延误诊治

口腔癌容易出现延误诊治，主要原因有以下两种情况。

（1）口腔癌表现多种多样、变化多端：除口腔癌常见的溃疡、疼痛、麻木表现外，还有牙齿松动、口腔出血、活动障碍（张口受限、伸舌歪斜、吞咽困难等），或长期佩戴的假牙变得不合适等。有的口腔癌形成隐蔽的浸润块，这其实是一种特殊的增生，癌组织向深面增生、生长的同时，破坏深面正常的组织，以至于黏膜外观上看不出明显的变化。

（2）口腔癌与常见的口腔疾病的表现相似：口腔癌的表现与复发性口腔溃疡、智齿冠周炎、牙周炎等有相似之处，患者常把致命的口腔癌误认为是普通的口腔疾病，不予重视，延误了诊治。

因此，大家应重视口腔的这些变化，养成定期请专业医生检查口腔的习惯。口腔专业医生熟悉常见的口腔疾病，一旦遇见少见的口腔癌，大多数可以及时做出判断，可及时转诊至专业医生处使口腔癌得到及时治疗。

 知识扩展

1. 哪些人容易得口腔癌

口腔癌与大多数其他癌症一样病因不明，但可以肯定的是，接

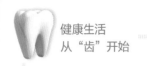

触致癌物的人容易得口腔癌。

致癌物有诱发人体发生癌症的潜在风险。世界卫生组织的国际癌症研究所把致癌物质分为四级。烟草、酒精饮料、槟榔，属于一级致癌物，对人体有明确致癌性，与口腔癌的发生密切相关。换句话说，有吸烟、嗜酒、咀嚼槟榔习惯的人，容易得口腔癌。戒烟、限酒、不咀嚼槟榔，避开一级致癌物，是预防口腔癌的关键措施。

2. 口腔癌是怎么治疗的，预后如何

口腔癌的总体治疗原则是以手术为主的综合治疗。手术的难易程度和治疗效果取决于肿瘤的大小、部位、分化程度以及全身情况等。越早治、越简单、治愈率越高。

（1）早期口腔癌，位置表浅，做个简单手术，90%以上都能治愈，术后既不影响外观、也不太影响生活质量。

（2）如被误认为是普通口腔疾病，病变不断扩大，出现颈部淋巴结转移，此时手术范围就比较大，要切除重要的口腔组织，导致组织缺损，需要从身体其他部位切取组织进行修复重建，而且颈部淋巴结也要做手术清扫。术后还要联合放射治疗（简称放疗）、化学治疗（简称化疗），患者的面容和口腔功能受到很大影响，且预后不好，仅约一半的患者能治愈。

（3）口腔癌拖延至局部晚期，哪怕没有出现远处转移，也仅有不到三分之一的患者能治愈。

腮腺炎患者都有什么表现，需要怎么办

　　李先生前天晚上和朋友聚会就餐时，突然在左侧耳垂区域出现肿胀，并感觉有些疼痛，于是他就提前回家休息睡觉。第二天早起时，发现肿胀已消失，也不痛了，李先生认为肿胀可能是休息时间不足造成的，不肿了就没再多想。今天，李先生中午就餐时食用了鸡蛋番茄汤，没想到左耳垂区域再次出现和前天晚上相同的肿胀，而且疼痛更加明显。李先生赶紧去医院，医生说可能是慢性阻塞性腮腺炎，需要进一步检查来明确诊断。

 小课堂 ● ● ● ● ● ● ● ● ● ● ● ●

1. 什么是腮腺

　　腮腺是人体最大的唾液腺，左右各一，位于耳屏前方以及耳垂下方的区域，其主要功能是分泌唾液，通过位于口腔内颊黏膜的腮腺导管开口，将唾液排入口腔。唾液具有润滑食物、湿润口腔黏膜的作用，并协助完成食物的咀嚼、吞咽及消化功能。

2. 引起慢性阻塞性腮腺炎的原因有哪些

　　慢性阻塞性腮腺炎的典型表现是腮腺反复肿胀，多与局部因素相关，如腮腺导管出现狭窄、导管结石或异物堵塞，从而阻塞腮腺分泌的唾液排入口腔，导致腮腺炎症。

3. 需要做什么检查来诊断慢性阻塞性腮腺炎

　　诊断慢性阻塞性腮腺炎的主要辅助检查方法是腮腺造影，可以

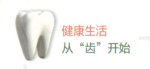

显示腮腺导管系统的狭窄、扩张以及导管结石等表现，或者通过计算机断层扫描（CT）和磁共振成像诊断。

4. 如何治疗慢性阻塞性腮腺炎

慢性阻塞性腮腺炎的治疗方法以祛除病因为主。如有唾液腺结石，应去除结石。

使用唾液腺内镜不仅可以直视观察导管病变，而且可以取出结石、冲洗及扩张导管、灌注药物等，治疗效果良好。

也可采用保守治疗，包括按摩腮腺，刺激唾液分泌，保持口腔卫生。如病变严重，经上述治疗无效，可考虑手术切除腮腺。

知识扩展

1. 腮腺结石是怎样形成的

腮腺结石是在腮腺腺体或导管内发生的钙化性团块，常使唾液排出受阻，并继发感染，造成腺体炎症。腮腺结石一般认为与某些局部因素有关，如异物、炎症、各种原因造成的唾液滞留等，也可能与机体无机盐新陈代谢紊乱有关，部分腮腺结石病患者可合并全身其他部位结石。

2. 唾液腺内镜治疗慢性阻塞性腮腺炎的特点是什么

（1）唾液腺内镜是用于唾液腺导管系统检查和治疗的内镜系统，其外径1.1毫米，可经口腔内颊黏膜的腮腺导管开口进入腮腺导管系统。

（2）内镜具有冲洗通道，通过冲洗可使导管舒张，并将导管内炎性物质冲出。导管狭窄可通过加压冲洗、内镜头松解及球囊扩张的方法达到松解目的。

（3）较小的结石或异物、息肉、絮状物可通过取石篮、抓钳等取出，较大的结石可通过激光或冲击波碎石后取出，也可通过内镜辅助切开手术取出。

（4）唾液腺内镜可同期进行诊断和治疗，是一种微创的手术方法。

 误区解读

慢性阻塞性腮腺炎有传染性

这个观点错误。慢性阻塞性腮腺炎多由局部原因引起，如腮腺导管出现狭窄、导管结石或异物堵塞，典型表现是腮腺反复肿胀，多与进食有关。而流行性腮腺炎具有传染性，由流行性腮腺炎病毒引起，临床表现通常有流行性腮腺炎接触史，好发于儿童，常表现为耳下腮腺区肿痛，皮肤不红，邻近组织水肿明显，肿胀与进食无关，腮腺分泌液清亮，伴发热、全身乏力、头痛、厌食等全身症状，实验室检查可见血及尿淀粉酶升高。

张口时耳屏前的颞下颌关节疼痛或弹响是怎么回事

小黄 15 岁，1 年前出现无明显诱因的咀嚼时耳前弹响，3 天前吃牛肉干后出现关节疼痛不适的症状，在当地诊所就诊后没有

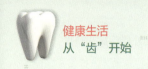
明显缓解，便到当地医院进一步检查并治疗，大夫诊断为颞下颌关节盘可复性前移位，建议她进行颞下颌关节的保守治疗。

1. 什么是颞下颌关节

颞下颌关节位于人体头面部双侧耳前的位置，是人体中唯一双侧联动的关节，在张闭口运动中它能够通过转动和滑动实现咀嚼、说话、大张口等运动。

颞下颌关节是由颞骨关节窝、关节盘、下颌骨髁突、关节囊以及周围肌肉共同组成的功能复合体。其中关节盘位于关节窝和髁突之间，是一个很有韧性的软骨组织，具有很好的抗摩擦和抗挤压性能，在颞下颌关节的各种运动过程中起到对力的缓冲作用。关节囊将关节窝、关节盘、髁状突包绕，形成两个封闭的腔隙，分别是关节上腔和关节下腔，并且其表面的滑膜细胞分泌滑液到关节腔内，起到润滑的作用。

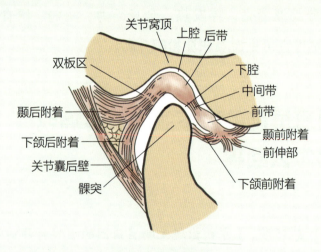

颞下颌关节的结构

2. 颞下颌关节为什么会出现弹响

正常情况下人在说话、咀嚼、大张口时关节盘会随着髁突一起运动，一般不会产生任何异常的响声。当关节盘的位置出现异常改变，不再随着髁突一起运动时，便会出现异常的响声。而关节区出现的这种异常响声，便是通常说的颞下颌关节紊乱病。异常响声包括弹响、摩擦音和破碎音。

（1）弹响：一般是由于关节盘发生可复性前移位所引起。通常这种弹响在大张口的全过程会出现两次，第一次出现在大张口的过程中，第二次出现在闭口的过程中，同时这两次弹响具有可重复性。

（2）摩擦音和破碎音：一般是由于关节盘发生不可复性前移位所致。此时关节盘会出现比较严重的挛缩变形，甚至出现关节盘穿孔时才会出现摩擦音和破碎音。出现弹响、摩擦音或破碎音的同时，可能会伴发疼痛不适。

 知识扩展

1. 颞下颌关节出现弹响后应该在哪里治疗

由于颞下颌关节疾病的治疗需要医师具备较强的专业技能，对医生的要求也较高，需要经过专业性和系统性的培训后才能胜任，因此患者如果出现颞下颌关节弹响后，建议到设有颞下颌关节科的专科口腔医院进行系统性治疗。

2. 颞下颌关节出现弹响需要怎么治疗

颞下颌关节的弹响情况不同，治疗方式也不同。

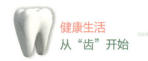

（1）若偶发性弹响且无关节区不适的患者，一般不需要特别治疗，只要平时注意合理使用关节，不吃或少吃较硬食物，同时避免偏侧咀嚼，注意不要过大张口动作即可。

（2）若颞下颌关节频发性弹响的患者，若不影响生活，仍可观察病情变化，注意保护关节，暂时不需要做特殊治疗。

（3）若颞下颌关节频发弹响且伴疼痛不适的患者，可到颞下颌关节科通过咬合板治疗缓解关节症状。

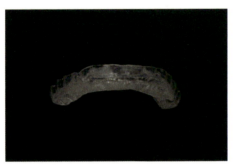

A. 咬合板

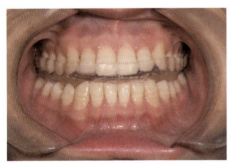

B. 口内正面照

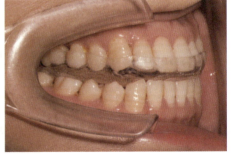

C. 口内侧面照

咬合板治疗

（4）若颞下颌关节频发弹响且伴有关节绞索的患者，即表现为暂时性的开口受限，常常是在张口过程中卡住，需要晃动下颌或用手推按关节区方可大张口，可考虑通过关节腔注射治疗，缓解绞锁症状，再通过咬合板治疗缓解关节弹响症状。

（5）若颞下颌关节弹响消失，早期阶段可通过关节腔注射治疗联合手法复位恢复关节弹响再行咬合板治疗。

（6）对于摩擦音和破碎音，一般需要结合颞下颌关节磁共振成像检查、颞下颌关节 CBCT 检查综合判断，制订保守治疗或手术治疗方案。

 误区解读

颞下颌关节出现弹响时需要治疗

出现颞下颌关节弹响时需要采取应对措施，不一定都需要治疗。

（1）偶尔发生的颞下颌关节弹响，无其他任何不适症状，可不用过于紧张，先观察病情的变化，暂时不用做任何治疗。

（2）频繁发生弹响，偶发或经常出现关节绞锁，偶发或经常发生张口受限，或者出现自觉症状加重，伴有咀嚼肌的酸胀不适，甚至出现髁突骨质的明显吸收破坏等的患者，应该引起重视，不要错过最佳的治疗时机，需要到医院进行及时正确的治疗。

（3）经常弹响的关节突然弹响消失，往往代表颞下颌关节紊乱病加重，由可复性盘前移位变为不可复性盘前移位，此时更应该重视病情的变化，及时到医院做必要的检查，如颞下颌关节张闭口磁共振成像、颞下颌关节 CBCT 等检查来明确诊断，以免贻误治疗。

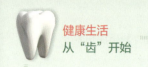

面瘫是什么原因引起的，能自行恢复吗

　　张先生昨天晚上和朋友聚会就餐，餐后步行回家，正赶上大风降温，张先生顶着冷风回到了家，之后就休息睡觉了。第二天早起刷牙时，张先生突然感觉到自己不能含漱，照镜子发现左前额皱纹消失，左眼不能闭合，鼓腮漏气，左口角下垂。张先生老伴特别担心他出现脑血管病变，好在张先生四肢运动功能良好，语言功能也是正常，他们赶紧去医院看急诊，医生说这是面瘫，可能是贝尔麻痹，需要尽快治疗来恢复面神经功能。

 小课堂 ●

1. 什么是面神经

　　面神经是第七对脑神经，主要功能是控制面部表情肌肉的运动，并在传递舌头前三分之二的味觉方面发挥作用。面神经在面部主要有 5 个分支，分别是颞支、颧支、颊支、下颌缘支和颈支，分别支配相应区域的表情肌。

2. 什么是贝尔麻痹

　　面瘫就是面神经麻痹，面神经功能部分或完全丧失，主要表现是面部表情肌的运动功能障碍。贝尔麻痹是特发性神经麻痹，环境改变、损伤、代谢、精神心理和病毒感染均可导致发病，常在局部受冷风吹袭或着凉后发生。

3. 贝尔麻痹的主要临床表现是什么

贝尔麻痹可表现部分或完全面瘫，起病急骤，有时无自觉症状，因他人发现而引起关注，可于数小时内达到完全面瘫。

不伴其他症状的突发性单侧面瘫，常是贝尔麻痹的特殊表现。面瘫的典型症状包括前额皱纹消失，不能蹙眉，上下眼睑不能闭合，口角下垂，不能紧密闭口、发生饮水漏水，鼓腮呼气功能障碍。

4. 贝尔麻痹的治疗原则

贝尔麻痹起病 1～2 周内为急性期，也是治疗的关键时期。治疗原则是控制组织水肿，改善局部血液循环，减少神经受压。应用糖皮质激素联合抗病毒药物治疗效果最佳，同时给予营养神经药物。

 知识扩展

贝尔麻痹患者自我保健的要点是什么

贝尔麻痹患者需要注意的点包括以下几方面。

（1）注意保护眼睛，预防暴露性结膜炎，使用眼膏防止角膜损害，入睡后用眼罩掩盖患侧眼睛，不吹风和持续用眼，减少户外活动。

（2）急性期后是恢复期，要尽快恢复神经功能、加强表情肌收缩，可对着镜子按摩面部表情肌，练习瘫痪肌肉的随意运动，包括抬额、蹙眉、闭眼、耸鼻、噘嘴和咧嘴等动作。

（3）还可进行面部肌电刺激和电按摩等治疗。

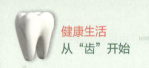
（4）大多数病例经适当治疗可在起病后 1~3 个月内完全恢复。

误区解读

贝尔麻痹可自行恢复

不一定。贝尔麻痹患者的功能恢复取决于病变的严重程度，以及治疗是否及时和得当，不能寄希望于自行恢复。急性期可采用药物治疗和理疗等，应用糖皮质激素联合抗病毒药治疗效果最佳，同时应用营养神经药。恢复期也需要积极进行主动和被动的表情肌运动训练，可采用中医中药针灸、面部肌电刺激和电按摩等治疗。

唇腭裂的最佳手术时间

小丽生了一个宝宝，原本全家高高兴兴地迎接新生命的降临，但孩子左侧嘴唇和腭部完全裂开，检查后医生诊断为左侧完全性唇腭裂，建议手术治疗，还说后续需要系列的手术和功能训练：一般在 3 月龄时进行唇裂修复，腭裂修复手术最好在 1 岁以前完成，随后还需要根据复诊情况确认是否需要二次手术、语音训练或其他治疗。

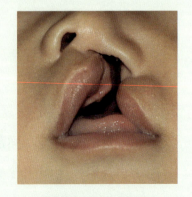

左侧完全性唇腭裂

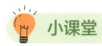

小课堂

1. 唇裂最佳手术时间

（1）一般在 3 月龄时进行唇裂修复。

（2）微小型唇裂比普通唇裂的畸形轻微，不易察觉，可在孩子 3～6 月龄时手术修复，亦可稍微滞后于普通唇裂的手术时间，适当延后，便于观察畸形变化，待清晰后再手术。

（3）如果是一侧唇是微小型唇裂，另一侧唇是普通唇裂，医生会在孩子 3 月龄时根据孩子的具体情况同时修复微小型唇裂，或者只修复一侧的普通唇裂，待后期再次修复微小型唇裂，以获得最佳的治疗效果。

2. 腭裂最佳手术时间

（1）腭裂修复手术最好在 12 个月龄以前完成。若有一些裂隙宽大的腭裂，担心影响低月龄孩子的上颌骨生长发育，可适当延后腭裂手术时间。

（2）如果腭裂裂隙较窄，为有效恢复发音相关的结构，又不会造成过多损伤，可以提前到对 6 月龄的孩子即行腭裂修复手术，这样可以更加有利恢复孩子的语音功能。

3. 牙槽突裂最佳手术时间

牙槽突裂植骨修复的作用是让牙槽突裂隙恢复骨质连续，保证旁边的牙齿正常萌出。裂隙两边的侧切牙和尖牙萌出的时间是 7～11 岁，这一时期是进行牙槽突裂修复手术的合适时机。

4. 腭裂修补了就可以了吗

腭裂修补后还需要定期完成复诊和评估。

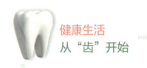
根据复诊的情况确认是否需要二次手术、语音训练或者其他治疗。

 知识扩展

腭裂修复患者复诊的时间和内容

第一次复诊时间安排在 3～4 岁，这时孩子语言已经发育比较充分，基本可以评估孩子的发音情况，同时观察伤口愈合情况，检查有无腭部瘘孔，了解瘢痕分布形态、软腭形态与动度、前牙有无反𬌗、上颌骨发育状况。

语音师用语音测试字表测试发音情况，了解腭咽闭合状态和有无发音习惯异常情况。以后根据每个孩子的情况，安排复诊时间。一般 5 岁左右语言发育完成并稳定后，专业语音师结合仪器检查判断确定孩子发音是否正常、是否需要二次手术。5 岁以上孩子第一次手术后半年就可以判断手术效果，明确是否还需要再做手术。

 误区解读

唇腭裂患者只需要做一次修补手术就可以了

不是所有唇腭裂患者只经历一次修补手术。唇腭裂患者因其同时存在多个解剖部位软硬组织缺损和组织移位，可能同时出现发音习惯错误、牙列不齐、听力下降、心理障碍等问题，部分患者还可能伴随其他系统器官发育异常，因此往往需要多学科综合序列治疗。唇腭裂患者需要在适当的时间点及时复诊并接受多学科治疗团队的诊疗，并不是只靠一次修补手术就能解决所有问题。

哪些口腔疾病会引起鼾症

　　小夏通过正颌手术修正了反𬌗（俗称"地包天"）的面形，他和主治大夫王医生都很满意，但从复苏室回到病房后，病友反映他打呼噜，这可是之前没有的情况。他带着这点小担忧去问王医生。王医生检查了咽喉和舌头，告诉他，水肿消退后会好些，大部分人就不会打鼾了，有些单独做下颌后退手术的患者，可能要到术后两年才恢复。病友小尚听到，问自己术后打鼾是否更严重，王医生笑了："不会，你做下颌前移手术，不但会收获美观还会治疗打鼾。"

 小课堂

1. 为什么会打鼾

　　鼾症，俗称打鼾、打呼噜。原则上，上气道变窄的一切情况都可能引起打鼾，因为打鼾是气流在狭小上气道里回旋产生的噪声，就像水壶烧开时发出哨音。

　　如果上气道正常或者完全闭塞，人睡觉时都不会发出声音，而后者意味着呼吸气流的彻底中断，是更为危险的疾病——阻塞性睡眠呼吸暂停。

　　打鼾一般提示上气道变狭窄了，需要引起关注。

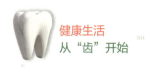
2. 哪些口腔相关的疾病容易打鼾

（1）先天发育异常或后天疾病创伤导致的上颌后缩或下颌后缩，如小下颌畸形、唇腭裂、颞下颌关节强直或损伤等，限制了上气道的空间，容易导致打鼾。

（2）肥胖、息肉、肿瘤、先天发育等因素造成的软腭、舌体、咽旁组织过长、过大、过肥厚，占据了上气道空间，也容易导致打鼾。

（3）形态方面正常，但存在神经麻痹、肌肉松弛等问题，也会导致打鼾。

除上述因素，还要结合年龄、体重、全身代偿和大脑调节等情况。

3. 打鼾可以预防吗

大家可以针对易感因素防范打鼾，如健康饮食、加强运动，保持健康体重，预防因为脂肪沉积在上气道周围软组织而造成管腔狭小；避免饮酒，可防范酒精对上气道黏膜的松弛作用；采用侧卧睡姿，可减少软腭舌体的后坠。但这些都是对轻症打鼾而言的，病情严重者需要就医。

 知 识 扩 展

1. 打鼾会有什么后果

对打鼾者来说，上气道狭窄才是问题。

（1）每次呼吸，不能做到有足够的新鲜空气进入肺泡，那么就有可能导致血氧饱和度下降，继发自主神经系统和内分泌系统紊乱，可能会导致高血压、高血糖、高血脂等一系列病症。

（2）血氧和二氧化碳分压的变化会激发中枢，频繁发生微觉醒，使得打鼾者出现睡眠片段、缺乏深睡眠，造成白天注意力和记忆力缺陷情绪暴躁，工作生活受到影响。

正所谓良性鼾症并不良性。

2. 打鼾在医学上都有哪些治疗方法

在医学上治疗打鼾的方法主要有以下四种：由呼吸科主导的经鼻持续正压通气，即佩戴呼吸机；由口腔正畸科主导的口腔矫正治疗；由耳鼻喉科主导的鼻腔、软腭、舌根手术，如腭垂腭咽成形术；由正颌外科主导的主要面向成人的颌骨硬组织手术，如双颌前移术，以及主要面向儿童的骨牵引术等。

 误区解读

上气道狭窄的人就一定打鼾

上气道狭窄虽然是打鼾的常见原因，但是看上去小的上气道不一定必然带来呼吸障碍，正畸拔牙矫治或下颌后退手术也并非一定会引起打鼾。睡眠呼吸障碍的成因复杂而综合，每位患者体格、肌张力、神经系统和呼吸调控等方面存在差异，人体自身也常常有一定代偿反应能力。形态和功能之间并不是完全一一对应的关系，不能完全由图像来进行推测和诊断。

答案：1. B；2. D；3. ×

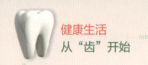

健康知识小擂台

单选题：

1. 拔牙后咬纱卷的适宜时间为（   ）

    A. 10 ~ 15 分钟   B. 30 ~ 40 分钟

    C. 1 小时   D. 2 小时

2. 智齿是指（   ）

    A. 阻生牙

    B. 第一恒磨牙

    C. 第二恒磨牙

    D. 第三恒磨牙

- -

判断题：

3. 所有的智齿都应该尽早拔除。（   ）

口腔黏膜疾病
知多少自测题
（答案见上页）

镶牙相关问题揭秘

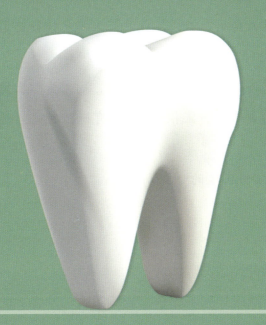

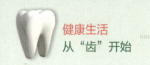
牙齿缺失或外观异常可能影响咀嚼、发音、面部美观等，甚至还可能引起社会交往困难和心理障碍，因此，需要及时进行修复治疗。牙齿缺失后，可以采用活动义齿（俗称活动假牙）、固定义齿（俗称固定桥）或种植义齿（俗称种植牙）等方式修复。牙齿的外观异常也有多种解决方案。各种修复方法均有优点和不足，不存在最好的方案，患者应该在医生指导下选择最适合自己的治疗方案。在进行合理的治疗后，患者正确的日常维护也至关重要。只有这样，才能长久、稳定地恢复和改善口腔功能和形态，保障口腔及全身健康。

牙齿缺失后的镶牙方法有哪些

老张年龄不大，57 岁，人没退休，好几颗牙倒是"退休"了。一顿饭吃好长时间，美其名曰细细品尝，其实是缺牙太多，嚼不烂。豆腐也不得不成为家里美食排行榜第一名。

"赶紧去把牙镶了吧，咱们也换换口味呀！"夫人一吃饭就展开教育。老张受不了夫人唠叨，周末专心上网了解镶牙。晚饭时，向夫人进行汇报："镶牙有好几种呢，活动假牙、固定桥、种植牙，看了半天我也没明白，你说我做哪个好呀？"老伴答道："听医生的呀！"

 小课堂 ●●●●●●●●●●●●

1. **牙齿缺失后有什么影响**

牙齿缺失会造成牙列不完整，影响咀嚼、发音、面部美观。

缺牙久未修复，还可能造成邻牙倾斜、移位，出现食物嵌塞，导致龋病、牙周病、咬合关系紊乱等，甚至可能造成颞下颌关节疾病。

全口牙缺失，对咀嚼、发音和容貌都有较大影响。

恒牙缺失后无法再生，只能通过假牙修复，方法有三种：活动假牙、固定桥、种植牙。

2. 什么是活动假牙

活动假牙也称活动义齿、可摘义齿，佩戴者可以自行摘戴。

活动假牙一般由支托、固位体、连接体、人工牙和基托组成，一般采用金属材料和树脂材料制作。

根据缺失牙的数量、剩余牙的情况和个体其他条件，活动假牙设计不同，佩戴的效果也不同。

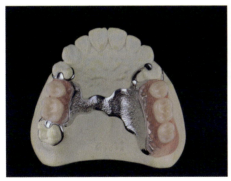
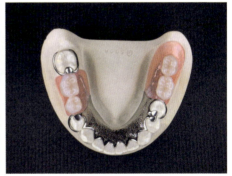

上颌活动假牙   下颌活动假牙

3. 什么是固定桥

固定桥的结构和桥梁相似。

固定桥的桥墩称为固位体，桥体就是为缺牙制作的假牙。缺牙区两侧的天然牙称为基牙，需要进行一定程度的打磨制备，固位体

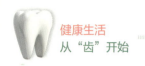
和基牙可以精确吻合，用专用粘接剂固定在一起，整个固定桥牢牢粘接在基牙上。

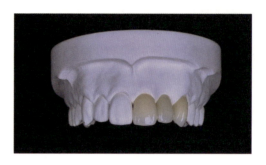

固定桥

 知识扩展

1. 什么是种植牙

种植牙就是一颗特殊材料制作的螺丝钉，通过手术方式植入缺牙区的牙槽骨充当牙根，一般三至六个月后，种植牙牙根稳固，再定制牙冠、固定桥，与种植牙根连接在一起。种植牙形态、大小、颜色都和天然牙相仿，几乎没有异物感，咀嚼效率也较高。

种植牙除了可以做固定假牙，也可以作为活动假牙的固位装置，帮助活动假牙提高固位和稳定性。

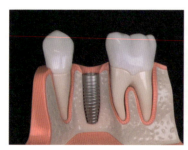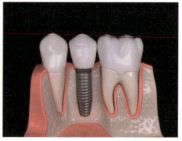

种植牙

2. 全口义齿的种类有哪些

全口义齿也是一种活动假牙，可以自行摘戴。

传统的全口义齿由人工牙和基托两部分组成。

为了增加固位和稳定，也可以采用种植体辅助的方式设计全口义齿，在特定区域植入种植体，种植体与全口假牙之间采用类似卡扣设计，帮助全口义齿提高固位力与稳定性。

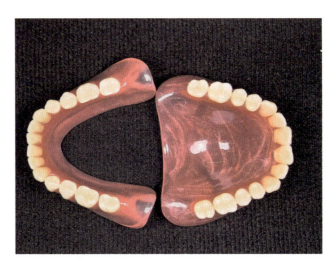

上下颌全口义齿

3. 固定桥的种类有哪些

（1）固位体在桥体两侧的固定桥称为双端固定桥，使用最为广泛。

（2）也有只有单侧才有固位体的设计，称为单端桥，因为类似悬臂梁，也称为悬臂梁单端桥。

（3）还有采用特殊设计的半固定桥类型。

（4）多颗牙间隔缺失可以采用复合固定桥设计。

牙齿缺失后的
镶牙方法有哪些

155

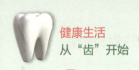
 误区解读

晚上睡觉前不用摘下活动假牙

　　事实上，晚上睡觉前需要将活动假牙摘下清洗。有些佩戴活动假牙的朋友嫌麻烦，晚上睡觉前不愿意摘，戴着活动假牙入睡，甚至不进行口腔清洁，这是十分错误的做法。因为晚上入睡时口腔处于相对静止的状态，唾液分泌减少，对于口腔的自洁作用减弱，口腔内的细菌容易滋生繁殖。活动假牙有基托等部件，容易导致软垢和牙菌斑的存留，如果佩戴活动假牙入睡，容易引起口腔致病菌的繁殖，导致龋病、牙周病，还有可能引起义齿性口炎等。因此，正确的做法是，睡前摘下活动假牙，进行清洁后泡在冷水中或使用假牙清洁片，进行彻底的口腔清洁后再入睡。

活动假牙的优点和缺点是什么，适合哪些情况

　　秦师傅 67 岁，缺了好多牙，在孩子的督促下，到口腔科镶牙。见面就给医生提要求，"不拔牙，别手术，甭太贵，时间快。"医生认真做了检查、拍了 X 线片，耐心地和秦师傅讨论方案，"您老缺失牙有点多，上颌剩 7 颗牙，下颌剩 9 颗牙，幸好剩余牙还不算太松。如果选择活动假牙，完全能满足您的要求。当然，活动假牙也有缺点，刚戴上还有异物感，局部可能还有少许疼痛，不过这些通过复诊和适应都可以克服。"秦师傅听完挺高兴，"就这么定了！"

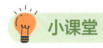 **小课堂**

1. 活动假牙的优点

（1）活动假牙的适用范围非常广泛，无论是个别牙齿缺失还是全部牙齿缺失，都可以通过活动假牙来解决。

（2）镶配活动假牙通常不需要进行手术准备，并且对剩余牙齿的打磨和修整量很小，可以说镶活动假牙是一种无创的方法。

（3）镶配活动假牙的过程是可逆的，如果不佩戴活动假牙，口腔状态将与镶牙前几乎相同。

（4）活动假牙能够通过活动假牙的基托来恢复缺牙区的软组织和硬组织的缺损。例如，前牙缺牙区的骨缺损量较大会造成唇部丰满度下降，可以通过适当增厚唇侧基托来支撑唇部。

（5）活动假牙的制作过程相对简单，费用较低，清洁方便，且易于维修。

2. 活动假牙的缺点

（1）活动假牙的体积较大，部件较多。

（2）初次佩戴假牙时，可能会有较强的异物感，还可能影响发音。因此，佩戴后通常需要一段时间来适应。

（3）由于假牙的基托直接与黏膜接触，咀嚼受力可能会引起局部压痛，需要口腔医生帮助进行调整。

（4）相比于固定桥，活动假牙的固位稳定性较差，且咀嚼效能相对较低。

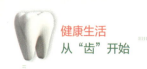

知识扩展

1. 镶了活动假牙就能管一辈子吗

活动假牙能使用多长时间除了与使用频率和习惯相关外，还与患者的口腔情况相关。

口腔剩余牙和缺牙区并非一直保持不变，比如缺牙区牙槽嵴萎缩会导致活动假牙的基托与口腔黏膜不贴合，从而导致部分区域出现应力集中、食物在基托下方堆积等问题，有些问题需要通过调整解决，有些需要更换假牙，建议定期复诊，如果发现假牙不合适及时进行调整或更换。

活动假牙一般使用 5 年左右可以更换。

2. 活动假牙在口腔中如何固定

总的来讲，活动假牙固位效果不如固定假牙和种植牙。

部分牙缺失情况下，口腔内还有余留牙，活动假牙通过卡环固位体卡抱余留牙等方式获得固定。

全口牙都缺失后，没有余留牙可以利用，全口假牙的固定更加困难，主要依靠吸附力、大气压力和咬合平衡等获得固位，口腔条件对全口假牙的固位和使用有较大影响，对技术要求也非常高。

误区解读

镶了活动假牙，想吃啥都行

这个观点是错误的。活动假牙可以恢复天然牙的部分咀嚼功能，但其受力主要传递给了基牙和 / 或缺牙下方的牙槽嵴，因此其承力能力相对较差。为避免基牙及缺牙区牙槽嵴承担过大力量，活动假牙修复后最好避免吃过硬的食物。

固定桥的优点和缺点是什么，适合哪些情况

老张之前一直全身心投入工作，牙掉了一多半也没空管，退休后有时间想要第一时间把缺失的牙装上。作为一个多年的技术工作者，老张同志多方调研查阅资料后，了解固定桥不用拿上拿下、吃起东西来像是自己的牙一样，好用而且漂亮，要求医生一定给自己装成固定的，结果遭到医生的拒绝后非常郁闷。为什么医生明明知道固定桥有非常多的优点还拒绝老张呢？

 小课堂

1. 固定桥有什么优点

（1）咀嚼效率高：固定桥不能自行取戴，固位稳定性好，与天然牙齿类似，使用材料的硬度较高，保证了固定桥在口内承担咬合力时不变形不移位，因此咀嚼效率较高。

（2）使用舒适度高：固定桥没有活动假牙的卡环，因此佩戴起来更舒适；固定桥的体积、形态都是仿照天然牙制作的，与基牙紧密贴合，外形美观，患者感受较好。

（3）维护相对简单：固定桥的维护和天然牙类似，通常只需要做好口腔清洁，维护方法简单易学。

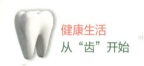
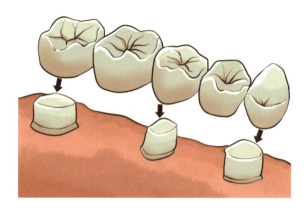

固定桥

2. 固定桥有什么缺点

（1）通常需要磨牙齿：固定桥需要对牙齿进行预处理后才可提供充分的固位力，对牙体组织有一定的损耗。

（2）维修不便：固定桥一旦发生碎裂或崩瓷等情况，需要拆除后重新预备牙体组织，再重新制作。不像活动假牙可以在原来的假牙上进行调整。

（3）没有牙缝：固定桥可以像搭桥一样，把牙齿连接起来。天然牙之间有牙缝，但是固定桥内的牙之间是没有缝的，有些患者使用早期会不适应，不过随着时间增加绝大多数患者没有特殊感受。

 知识扩展 ////

1. 什么情况才能装固定桥

不是所有情况的牙齿缺失都可以通过固定桥方式修复的，需要同时满足功能性、生物学和美学要求。

缺牙颗数在一定范围内，并且剩余牙要满足一定条件才可以做固定桥，必要的时候可能需要给一些牙进行根管治疗，以便于进行较多磨除，具体情况请谨遵医嘱。案例中老张牙齿已经缺失了一多半，可用的基牙数目不足，不能承担口内的咬合力，不满足生物学要求中保护基牙和牙周组织的内容，因此老张的要求被医生拒绝了。

2. 固定桥选择什么材料

固定桥主要有烤瓷和全瓷两种材料。

（1）金属烤瓷牙在某些特殊情况下会露出金属边缘，影响美观，还存在牙龈染色的问题。非贵金属烤瓷中大部分使用到的钴、铬、镍等材料具有一定的电导率和磁性，对做磁共振成像等检查存在影响，可能需要拆除修复体后才可检查。

（2）全瓷牙不含金属，具备更好的美观性，但全瓷材料的强度比金属要低。

3. 固定桥怎么清洁

固定桥的维护和天然牙的维护类似。使用小头软毛牙刷仔细轻柔地刷干净固定桥表面，尤其是固定桥和自己牙齿的连接处，必要时还需要配合使用牙间隙刷清洁，还可使用冲牙器进行辅助清洁。除了注意日常口腔卫生，还需定期去口腔医生那里复查。

 误区解读

固定桥完全包住了天然牙，就不会坏了

固定桥并非保险箱，刷牙、洁牙一个都不能少。固定桥是通过

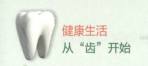

粘接剂将冠修复体固定在天然牙上，在缺牙区固定桥的部分是盖在牙龈上的。固定桥的清洁与天然牙一样重要，日常刷牙、定期洁牙是必不可少的。否则食物残渣和细菌容易附着在固定桥和自体组织的连接处，导致剩余牙体组织的龋坏和牙龈的红肿。在日常生活中要避免食用过硬或黏性过大的食物，以免损坏固定桥。注意定期复诊，检查固定桥的状况，如果发现固定桥松动、脱落或损坏，应及时就医。

晚上睡觉时也需要一直戴用活动假牙吗

张奶奶最近迎来了她的新伙伴——活动假牙。白天，活动假牙尽职尽责，助张奶奶咀嚼每一口食物，到了夜晚，这副假牙却变得不守规矩，让她感到不适，甚至有一次差点儿在睡梦中"溜"进喉咙。医生建议她晚上取下假牙，张奶奶起初心存疑虑，担心这会影响假牙的固定效果。然而，经过一段时间的适应，她惊喜地发现，晚上摘下假牙，不仅口腔更加舒适，而且不用再担心假牙卡住喉咙。这让她对医生的建议心怀感激，也让她的夜晚更加宁静安详。

 小课堂

1. 为什么要佩戴活动假牙

活动假牙是一种可摘戴的牙齿替代方案，用于帮助那些因牙齿缺失而影响咀嚼、发音和面部美观的人。

活动假牙替代缺失的天然牙，紧紧贴合牙龈帮助患者舒服地吃东西和自然地讲话，可提高自信和自尊。

2. 为什么睡觉前要摘下活动假牙

睡觉前摘下活动假牙的目的有以下几方面。

（1）减少口腔内细菌滋生，降低牙周和 / 或黏膜疾病风险。

（2）减轻牙龈和牙槽骨的压力，避免长期的压迫导致萎缩。

（3）便于清洁假牙，延长使用寿命。

（4）避免误吞、误吸风险。

3. 活动假牙的正确使用

（1）佩戴前的准备：确保口腔清洁，无食物残渣。使用专用的假牙清洁液或温和的肥皂水清洁假牙。

（2）佩戴方法：先找好假牙的方向和位置，再用手指轻轻加压使假牙戴入。不可用牙咬使假牙就位，这可能会导致假牙变形或黏膜损伤，影响使用。

（3）摘下方法：使用手指轻轻从卡环或基托边缘开始松动假牙的一侧，然后逐步将假牙从口腔中取出。避免用力过猛，防止对牙龈造成伤害。

4. 活动假牙的清洁与保养

（1）日常清洁：使用软毛牙刷和专用的假牙清洁剂或温和的肥皂水轻轻刷洗。清洁时避免损坏假牙。

（2）深度清洁：定期使用假牙清洁片 / 剂进行深度清洁。

（3）存放与保养：存放时应将假牙浸泡在清洁液中，保持湿润，防止变形。避免将假牙放在高温或阳光直射的地方，避免使用热水浸泡。

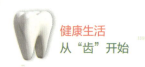

知识扩展

1. 活动假牙的适应期

新安装的活动假牙需要一个适应期，这是因为口腔组织需要时间来适应新的假牙。适应期内，患者可能会感到说话含糊不清或咀嚼不自然，但这些情况会随着时间逐渐改善。

2. 活动假牙制作或使用不当时可能引起哪些问题

（1）牙龈病变：如果假牙设计不当或清洁不当，可能会导致牙龈发炎、红肿或出血。

（2）牙槽骨吸收：长期佩戴不适合的假牙，可能对牙槽骨造成压迫，导致牙槽骨吸收。

（3）口腔感染：假牙清洁不彻底，细菌滋生，可能引起口腔感染，如龋齿或牙周病。

（4）假牙稳定性问题：假牙设计不当或口腔组织变化，可能导致假牙不稳定，影响正常功能。

3. 佩戴活动假牙需要注意什么

（1）维护：定期的假牙维护对于保持假牙的功能和延长使用寿命至关重要。这包括日常的清洁、深度清洁以及定期的假牙检查。

（2）定期检查：建议每半年至一年进行一次口腔检查，以评估假牙的状况和口腔健康。医生可能会根据检查结果建议调整或更换假牙。

4. 活动假牙与全身健康的关系

（1）口腔健康的重要性：良好的口腔卫生习惯对于维护活动

假牙的功能和延长使用寿命至关重要。这包括正确的刷牙方法、使用牙线和定期口腔检查。

（2）全身健康的影响：口腔健康与全身健康密切相关。例如，牙周病与糖尿病、心血管疾病等慢性疾病有关。

因此，维护良好的口腔卫生不仅有助于口腔健康，也有助于全身健康。

误区解读

1. 活动假牙可以用任何清洁剂清洗

这个观点错误。有些人为了方便，会使用家用清洁剂来清洗活动假牙。但是，某些家用清洁剂可能会损坏假牙的材料，甚至可能对口腔组织造成伤害。正确的做法是使用专用的假牙清洁片／剂或温和的肥皂水来清洁假牙。

2. 活动假牙不需要定期检查

这个观点错误。定期口腔检查对于评估假牙的状况和口腔健康至关重要。医生可能会根据检查结果建议调整或更换假牙，以确保最佳的功能和舒适度。

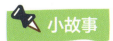 华盛顿的活动假牙

乔治·华盛顿，是美国的开国元勋，一生传奇。鲜为人知的是，以其坚毅和远见卓识而闻名的乔治·华盛顿总统也饱受牙齿问题的困扰。

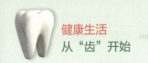
由于牙齿几乎全部脱落，他不得不佩戴假牙。他曾写信给他的牙医朋友格林·伍德，表达了对假牙工艺的不满：假牙的尺寸并不合适，导致他在说话时感到非常费力，嘴唇也被撑得非常辛苦。以至于他甚至不敢大笑或多说话，因为任何剧烈的表情变化都可能导致假牙飞出，让他陷入尴尬。

老年人戴用全口义齿时有什么注意事项

老赵前几年做了一副全口义齿，虽然他觉得这副假牙只能凑合着吃东西，但是他对这个假牙的美观程度还是比较认可的。戴上假牙以后，老赵嘴巴也不瘪了，笑容也灿烂了，睡觉的时候也想戴着这副假牙。最近，老赵觉得假牙使用了很长时间需要消毒，便煮了一锅开水烫了烫自己的假牙，结果假牙变形戴不上去了，老赵很苦恼。

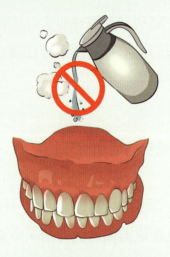

全口义齿不可用热水烫

小课堂

1. 拔牙后几个月才能做全口义齿

拔牙之后，遗留下的拔牙窝一般需要3个月才能完全愈合。一般拔除最后一颗牙3个月之后就可以做全口义齿了。太早安装假牙会影响创口的愈合，也会导致局部的牙槽骨吸收，牙床变矮变平，而且拔牙后三个月内牙床变化较大，这些因素都不利于假牙的制作。

有时，为避免口腔局部的骨突、系带等组织与假牙过度地摩擦、损伤，还需要事先进行牙槽骨修整术、系带修整术等小手术。

2. 没有牙齿，全口义齿靠什么"吸"在嘴里

就像墙上吸盘挂钩，全口义齿通过吸附力、表面张力和大气压力"吸"在嘴里。佩戴全口义齿时，基托和黏膜之间有一层薄薄的唾液，三者之间产生吸附力和表面张力，"吸"住假牙。而与吸盘类似，大气压力也会紧紧地压住全口义齿。

因此，如果患者牙床比较低平、唾液较少、黏膜较薄，或是假牙因各种原因出现变形，假牙的吸附力都会不同程度地受到影响，就容易导致脱落。

打喷嚏、咳嗽、连续说话、漱口、喝水等大幅度动作也会导致假牙失去密封性，导致假牙松脱。

知识扩展

什么是义齿性口炎，为什么会得义齿性口炎

义齿性口炎是与假牙有关的红斑性口腔黏膜炎症，是黏膜对有

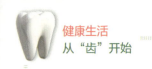
害刺激的慢性炎症反应。常见于上颌假牙承托区黏膜，多发生在女性。

义齿性口炎的主要症状包括：假牙下方口腔黏膜出现红斑、疼痛，口腔可能伴有口干及灼烧痛。如果出现了类似义齿性口炎表现，一定要及时前往医院就诊，不可自行在家中治疗。

义齿性口炎的相关风险因素是：创伤、不良的口腔卫生习惯、持续或夜间戴用假牙和念珠菌感染等。这种情况女性多发，可能与内分泌失调、缺铁性贫血、阴道感染念珠菌、口腔内念珠菌比例高、夜间戴假牙等因素有关。

因此，在戴全口义齿时需要保持口腔卫生、饭后漱口、定期清洁假牙，但注意不能用开水或者酒精浸泡假牙，防止假牙损坏，可使用假牙清洁剂浸泡。

 误区解读

全口义齿的基托想做多小就做多小，越小越好用

全口义齿的基托不是越小越好用，基托大小是有较为严格的标准的。

基托的主要作用是吸附和固定，基托覆盖范围与吸附和固位效果相关，在不妨碍周围组织正常活动的情况下，全口假牙基托边缘应尽量伸展，并与口腔黏膜保持紧密接触，这样才能获得良好的封闭和固定作用。

较大的基托有利于分散咀嚼食物时的压力，减少对局部牙床的刺激作用。反之，较小的基托不容易固位，咀嚼功能也较差。当

然，较大基托占据更多的口内空间，导致恶心不适和异物感，患者需要一定时间的调整和适应。如果因为基托和口腔间的摩擦而产生疼痛，一周内没有改善的，要及时反馈给口腔医生，进行基托的调磨。

影响牙齿外观的因素和解决方法有哪些

小玲从小牙齿表面就有一些白色、深黄色的花纹，和其他朋友洁白通透的牙齿有明显的区别。现在小玲正值毕业季，找工作的时候每次一笑就会露出自己并不那么美观的牙齿，导致她很没有自信。在一次重要的面试之前，她决定采取行动，改善自己牙齿的外观。小玲去医院就诊，医生建议她做美白治疗或进行瓷贴面治疗。小玲对此充满了好奇，想一探究竟。

 小课堂

1. 牙齿变色的原因有哪些

（1）遗传因素：基因突变、遗传等导致的牙釉质或者牙本质发育不全。

（2）环境因素：牙齿发育过程中缺乏某些营养素，或饮用水中含过量氟导致的牙釉质发育异常，如氟牙症。

（3）饮食习惯：长期摄入色素重的食物和饮料，如咖啡、红酒、某些浆果等，可能导致牙齿外源性染色。

（4）口腔卫生：不良的口腔卫生习惯可能导致牙齿表面积累

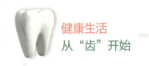

牙菌斑和牙石，影响美观。

（5）药物影响：某些药物，如在牙齿发育矿化期使用四环素可能导致牙齿变色。

（6）年龄增长：随着年龄的增长、牙釉质磨损，牙本质颜色可能变得更明显。

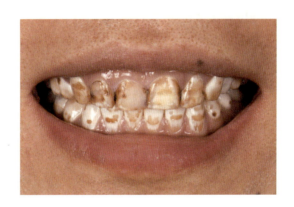

氟牙症

2. 牙齿美白治疗的原理与应用

使用化学药剂，如过氧化氢、过氧化脲、过硼酸钠，覆盖在牙齿表面渗透进牙齿，分解色素，达到美白效果的方式即美白治疗，适用于外源性和增龄性着色，即轻度内源性着色。分以下两种：家用美白治疗，使用定制的个性化牙套和较低浓度的漂白凝胶，按医嘱在家中进行；诊室美白治疗，在口腔医生的指导下，使用更高浓度的漂白剂，效果更快、更显著。

3. 瓷贴面治疗的原理与应用

瓷贴面是对牙齿表面进行少量的牙体预备，并在牙齿表面粘接一层薄薄的瓷材料，改善牙齿的颜色、形状和排列。瓷贴面的材料通常选用陶瓷，因为陶瓷能很好地模拟天然牙齿对光的反射特点，不易被着色，达到更美观自然的效果。

瓷贴面治疗适用于前牙轻中度颜色改变，前牙部分缺损，改变牙齿形态，关闭前牙间隙，轻度牙列不齐。

 知识扩展

1. 牙齿美白治疗与瓷贴面治疗的科学选择

选择牙齿美白治疗还是瓷贴面治疗，需要考虑个人的牙齿状况、预期效果和预算。

牙齿美白治疗是一种非侵入性的治疗方法，不会对牙齿造成实质性损伤。对于外源性着色和增龄性颜色变化，进行牙齿外漂白的效果很好。对于程度较轻的内源性着色，比如没有实质性缺损的氟牙症也可以达到一定的效果，但是只能减少黄色区域颜色深度，不能解决牙齿白垩斑。另外，美白治疗可能会导致牙齿敏感症状，牙齿容易敏感的人需谨慎选择。

瓷贴面治疗则适用于需要显著改善牙齿外观的情况，达到美观自然的效果，但可能涉及磨除一定的牙齿组织和更高的成本。对于牙齿已经有部分缺损、想要改变牙齿形状时，牙齿发育异常如氟牙症、釉质发育不全、四环素牙等导致的颜色改变且颜色相对更明显时，可以选择进行瓷贴面修复。

2. 牙齿美白治疗与瓷贴面治疗的注意事项

牙齿美白治疗前应咨询牙医，确保没有口腔疾病，避免对牙齿造成损伤。瓷贴面治疗需要选择经验丰富的牙医进行，以确保自然

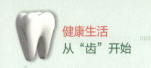
美观的效果和良好的耐用性。无论选择哪种方法，都应保持良好的口腔卫生习惯，定期进行牙科检查。

误区解读

1. **牙齿美白治疗和瓷贴面治疗是一劳永逸的解决方案**

牙齿美白治疗和瓷贴面治疗都需要适当的维护，都不是一劳永逸的。牙齿美白效果可能会随着时间或饮食习惯而逐渐削弱。瓷贴面虽然颜色较为稳定，但也存在脱落和折裂的可能性，注意避免用前牙食用硬物，定期检查以防脱落或损坏。

2. **瓷贴面治疗可以解决所有前牙颜色不美观问题**

瓷贴面治疗虽然有微创、美观、颜色稳定性好等优点，但也不能解决所有前牙的美观问题。因为贴面要粘接在牙釉质上，通常较薄，遮色性有限，对于变色程度较重的牙齿如重度四环素牙，很难达到遮住原有颜色的目的，严重情况下可能需要进行全冠修复。

探秘牙齿美白：科学方法与误区解析

小华是一名大学生，长期熬夜，最爱喝咖啡和茶水。一天，小华照镜子时发现："咦？我的牙齿怎么变得这么黄？"他仔细观察自己的牙齿，怎么看怎么觉得牙齿又黄又丑，渐渐对自己的笑容失去了自信，经常不愿意露齿笑。在经历了长时间的困扰后，小华决定到口腔医院寻求医生的专业帮助。医生检查发现小华的牙齿为外源性着色，并给他做了洁牙、喷砂和抛光，解决了牙齿变色的问题，小华也逐渐恢复了自信的笑容。

 小课堂 ········

1. 牙齿越白越好吗

不是，牙齿颜色并非越白越好。健康牙齿一般偏淡黄色，与周围的牙齿、自身肤色以及年龄自然协调。

如果牙齿钙化程度较低，可能会出现透明程度偏低，表现为白色或者乳白色。

2. 牙齿美白治疗后需要注意什么

牙齿美白治疗后需注意进行日常维护，保持良好的口腔卫生与饮食习惯，短期内不要摄入带色素的食物，如咖啡、茶等。

如果出现牙齿敏感要及时停用漂白产品并到医院复诊。

此外，还需要定期维护，美白治疗并不是一劳永逸的，需要定期复诊，观察治疗效果。

 知识扩展

1. 诊室美白治疗和家用美白治疗有什么区别

诊室美白治疗是在口腔诊室由专业人员完成的牙齿美白治疗，所用美白制剂的有效成分主要为过氧化物，治疗中可以合并使用光照等物理方法辅助治疗。

家用美白治疗是指患者自行在家中佩戴装有化学美白制剂的牙

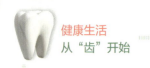
套进行美白治疗。家用美白治疗使用更加方便，安全性高，不良反应少，成本低，但是需要在医生的监督指导下合理进行操作和使用，在家庭中使用时，需注意使用的频次和浓度。

2. 牙齿美白治疗后常见问题及处置

（1）牙齿敏感：在诊室美白治疗的中后期和家庭美白治疗的早期，可能出现轻到中度的牙齿敏感症状。

处置：美白治疗期间及治疗后 24 小时避免进食过冷及过热食品。必要时可在美白治疗后应用牙本质脱敏剂。

（2）牙龈及软组织不适感：美白制剂对牙龈和软组织有轻微刺激作用，可产生术中或术后不适症状。

处置：术中症状明显时，应去除牙龈上附着的美白制剂，彻底清洁口腔。必要时停止使用。术中与术后的轻微不适一般无须处理，症状可在数日内消失。

（3）牙龈边缘泛白：多为暂时性，无须特殊处理，一般在数日内自行恢复。

 误区解读

美白牙贴没有用

美白牙贴有一定的作用，但是不能解决所有牙齿美白问题。

近年来，许多商品如美白牙贴、预制牙托美白凝胶、美白牙膏等，越来越受到患者及消费者的关注和欢迎。

美白牙贴通常使用的是 6%～14% 的过氧化氢凝胶，对某些外源性因素、年龄增长等因素引起的牙齿着色和无形态和结构缺损的轻度氟牙症等是有一定的改善效果的，但是也存在一定风险如牙齿敏感、牙龈刺激等，并且只有做好巩固治疗和日常维护，才能维持牙齿美白的效果。

在日常生活中，不乏部分人急于达到美白效果，自作主张增加美白牙贴的使用频率，这可能会增加牙齿敏感性和对牙龈的刺激，所以最好是在咨询牙医后再进行使用。

答案：1. C；2. C；3. ×

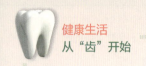

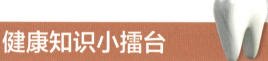

健康知识小擂台

单选题：

1. 固定桥的优点是（　　）

    A. 磨牙少　　　　　　　　B. 便于修理

    C. 舒适度高　　　　　　　D. 摘戴方便

2. 活动假牙存放应该遵循的原则是（　　）

    A. 放在干燥的地方

    B. 放在高温的地方

    C. 浸泡在清洁液中

    D. 随意放置

判断题：

3. 活动假牙不需要定期的调整和维护。（　　）

镶牙相关问题
揭秘自测题

（答案见上页）

牙齿缺失后的
口腔种植揭秘

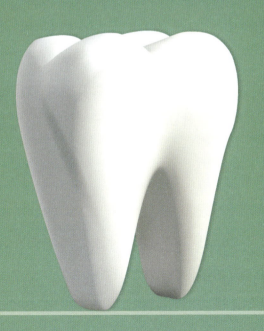

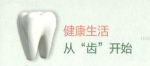

现代口腔种植技术从 1965 年发展至今已有 60 年历程，在我国推广应用也有近 30 年历史。近 10 年，口腔种植技术快速普及，已经成为一种可预测且安全的修复缺失牙常规方案之一。但日常种植门诊工作中，我们发现患者对种植牙相关的一些知识比较困惑，如种牙的年龄有无限制，种植牙成功率如何，种植牙能用多久，种植牙是否一劳永逸，种植牙能如同自己牙一样使用吗，种植牙用定期维护吗？

任何年龄的所有牙齿缺失都可以选择种植吗

11 岁的小女孩不慎摔倒碰断了 1 颗前门牙，妈妈用纸包着掉下的牙冠赶紧带她来急诊治疗。经过一系列检查，医生说牙冠牙根折断了，断面太深，已经无法保留了。女孩妈妈很着急，赶紧问医生："这么小的孩子缺一颗门牙，影响美观、影响发音，怎么办？是否可以马上做种植呢？种牙有风险吗？能用多长时间？"医生说："首先，现在孩子的年龄还不适合马上做种植牙。其次，种植牙也并非一劳永逸。"

 小课堂

1. **种植修复有年龄下限吗**

一般认为，年龄小于 18 岁的患者还处在生长发育期，由于颌骨发育尚未完成，应暂缓前牙的种植修复。

由于种植体与牙槽骨的骨结合方式与天然牙不同，随着颌骨的生长发育，18 岁前植入的种植体与相邻天然牙相比会逐渐出现下沉的现象（牙齿变"矮"），影响美观。

即便是 18 ~ 24 岁接受种植修复的前牙，随着年龄的增长也可能出现种植牙变短的现象，可能需要通过更换牙冠来改善美观。

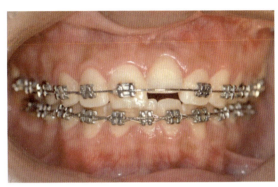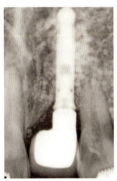

16 岁男性种植后 5 年（因颌骨生长发育导致的种植牙下沉）

2.　18 岁以前牙齿缺失该怎么办

18 岁以前缺失的恒牙可选择临时修复，如活动假牙修复，待颌骨发育完成后再行种植修复。在临床上一般通过年龄、颈椎骨龄或腕骨骨龄的方式判断颌骨生长发育是否完成。

3.　种植的禁忌证有哪些

口腔种植治疗的绝对禁忌证包括以下情况。

（1）近期发生过心脑血管疾病患者。

（2）近期接受人工心脏瓣膜手术的患者。

（3）严重的肾功能不全患者。

（4）病情无法控制的内分泌疾病患者。

（5）静脉注射双膦酸盐类患者（骨质疏松患者）。

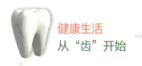

（6）近期接受放疗、化疗的患者。

（7）恶病质及严重血液病（白血病、血友病及各种严重影响凝血功能的疾病）患者等。

 知识扩展

种植修复有年龄上限吗

一般认为，高龄患者只要不存在种植治疗的禁忌证，可接受种植治疗。

但对于伴有全身疾病的高龄患者，其全身疾病的严重情况决定了其能否接受口腔种植治疗，如上述口腔种植治疗的绝对禁忌证。

对于伴心脑血管疾病的高龄患者，如心肌梗死接受介入治疗的患者一般需要恢复6个月以上，身体状态稳定后，经过综合医院专家会诊，如评估认为可接受拔牙等的口腔手术，方可进行种植治疗。

 误区解读

牙槽骨重度缺损的高龄患者不可以种牙

这不是绝对的。对于存在牙槽骨重度缺损的高龄患者，种植治疗可能需要进行复杂的软硬组织增量手术，手术创伤可能较大，治疗时间可能较长。具体的治疗方案应由医患双方权衡利弊后确定。牙槽骨重度缺损的高龄患者也可能进行种植的。建议首先尝试创伤较小的常规活动假牙修复，若患者不能适应，再考虑较复杂骨增量等治疗方案。

种植牙是一劳永逸的吗

一位 50 岁左右的男子来种植科就诊，自述近 3 年来多颗后槽牙因松动被拔除，影响进食，要求种植。医生进行了口腔检查并询问了患者的口腔卫生习惯，发现患者口腔卫生较差，口内大量菌斑软垢，牙龈红肿，并有长期吸烟史。医生要求患者先进行系统牙周治疗并戒烟，以降低后续种植治疗失败的风险。患者表达了疑问："我听说种植牙是一劳永逸的，种上以后不会再出问题，何必这么麻烦呢？"

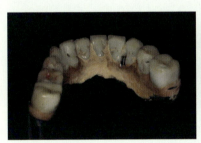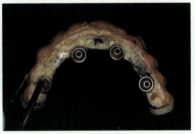

无牙颌种植修复后口腔卫生不佳（种植修复体周围大量牙石）

 小课堂 ● ● ● ● ● ● ● ● ● ● ● ● ● ● ● ● ● ●

1. 影响种植牙使用寿命的因素有哪些

（1）医生的经验与水平。

（2）种植体材料、加工工艺、植体形状结构、表面处理、修复基台与植体连接方式的稳定性等都会影响种植牙的长期寿命。目前，市面上有上百种品牌种植系统，存在良莠不齐的情况，可能影

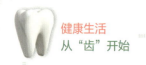

响种植牙的使用寿命。

（3）种植牙患者每个人的全身条件及口腔局部条件也不一样。例如，因牙周病缺牙的患者种牙，种植牙脱落失败的风险高出非牙周病原因缺牙而种植患者45%。吸烟、夜磨牙等也易导致种植牙失败。

（4）种植牙与天然牙在解剖结构及生理学上有相似之处。发生在天然牙上的疾病也可能发生于种植牙。

2. 口腔专业人员的水平对种植牙预后有什么影响

种植专业知识与技术的学习属于毕业后教育，一名口腔种植医生要具备一定的常规外科及常规修复经验，再接受种植专业的培训，才有资格单独从事种植临床工作。

3. 牙齿种植后需要注意什么

接受种植治疗后的患者应注意以下几方面。

（1）养成良好的口腔卫生习惯及生活习惯。

（2）纠正不良的咬合习惯。

（3）做好种植牙的清洁，像保护天然牙一样保护种植牙。

（4）坚持定期到医院随访复查，若种植修复体出现了继发的疾病，应遵医嘱及时治疗。

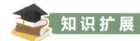
知识扩展

1. 口腔种植技术是什么时候出现的

口腔种植技术的出现和发展有以下几个重要时间节点。

（1）现代口腔种植的骨结合理论是1959年由瑞典学者

Branemark 教授提出的。

（2）Branemark 教授于 1981 年在加拿大多伦多报告了他的研究结果：10 年种植体成功率为 85%。

（3）经过口腔医生的陆续学习和推广，1990 年左右，该技术在欧美得到普及。

（4）中国口腔种植起步稍晚，1995 年左右现代口腔种植技术在我国开展。

（5）经过中国口腔种植医生的实践和努力，2005 年之后，口腔种植技术在我国逐渐普及。

（6）时至今日，接受口腔种植的患者日益增加，逐渐成为修复缺失牙的重要方式。

2. 牙齿种植最常见的并发症有哪些

种植牙与天然牙在解剖结构及生理学上有相似之处。健康的种植牙在舒适性、耐用性及稳定性上非常接近天然牙。

但发生在天然牙上的疾病如牙周炎、牙折裂等疾病也可能发生于种植牙，牙齿种植的并发症，包括种植体周炎、种植折裂、基台折断等。

严重的种植体周炎或机械并发症可能导致种植牙处牙龈红肿、松动甚至无法保留，意味着种植失败。

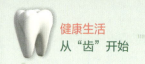

种植牙能如同自己的牙一样使用吗

　　十年前，王先生做了一颗种植牙。有了这颗种植牙，王先生开始无忧无虑地享受各种美食了。种植后第一年，王先生发现种的牙松了，紧张得立即找医生复查。医生说是固定牙冠的螺丝松了，随后重新紧固了牙冠。果然，种植牙又结实了。王先生又可以随心所欲地吃大餐了，这一用就是七八年，中间没有遵医嘱去定期检查。最近，王先生的种植牙又松了。这次，他没再当回事。直到一天早上起床刷牙，整个种植牙从王先生嘴里掉了出来。

 小课堂

1. 种植牙的结构是什么样的

　　种植牙由种植体、修复体（牙冠）两部分组成。

　　种植体与骨组织直接结合。修复体通过螺丝与种植体相连接，或者通过粘接剂连接在种植体冠方的固位基台之上，后者通常也是通过螺丝与种植体相连接。

　　案例中王先生首次的种植牙松动是由于连接牙冠与种植体的螺丝松动造成的，可以通过紧固螺丝解决。

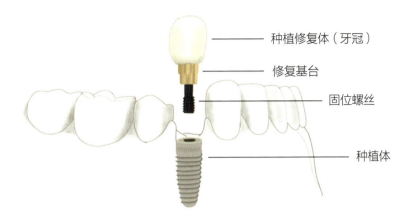

种植修复体（牙冠）

修复基台

固位螺丝

种植体

种植牙结构图（以螺丝固位修复方式为例）

2. 种植牙为什么很少有疼痛感

种植牙与天然牙的结构有很大的区别。

（1）一方面，天然牙通过牙周膜与牙槽骨相连接。牙周膜，也被称为牙周韧带，可以缓冲咬合力对牙槽骨的冲击。牙周膜含有丰富的感受器，当天然牙受到伤害性的咬合力时会有明显的痛觉。另一方面，健康的天然牙具有牙神经，当损害接近牙神经时，会有明显的酸痛不适。

（2）种植体与骨组织之间为直接结合，其间没有牙周膜；种植牙也不含有牙神经，因此，一般过度的咬合力以及修复体（牙冠）的破损对种植牙均不构成痛觉的刺激。当种植牙周围软组织出现了炎症，可能会有痛感，但程度远不及对牙周膜或牙神经的刺激痛。

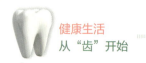
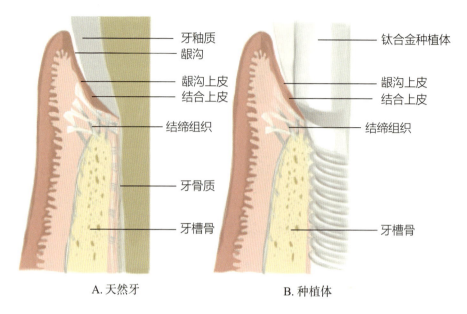

A. 天然牙   B. 种植体

天然牙牙周组织与种植体周组织示意图

痛觉是机体对损害的感知，是一种保护机制。缺乏这种保护机制，在使用中种植牙对损害是不敏感的。案例中，由于这种不敏感，王先生常年未关注种植牙，未定期复查。而再次出现松动的原因已不再是螺丝的松动，而是常年损害和维护不良造成种植体丧失了来自周围骨组织的支持。

 知识扩展

1. 使用种植牙应该关注什么

种植牙的使用应该注意两方面的问题。一是避免种植牙过度受力，二是维护好口腔卫生。种植牙可能存在一些我们无法自我觉察和难以自我维护的问题，如异常的咬合、结石的形成等，因此定期找医生复查是必要的。

2. 种植牙过度受力会怎样

过度的受力会损害种植修复的牙冠部分，也会造成与种植体相结合的骨组织的破坏、吸收。由于种植体周围缺乏敏感的神经感受器，使用种植牙时不易觉察到过度的或不良方向的受力。因而应主动避免咬硬物，避免不良方向上的受力，如撕咬硬的饼等。

3. 为什么种植牙也需要注意清洁

种植牙分为骨下部分和骨上部分，而骨上部分基台与牙冠被口腔牙龈软组织所包裹，牙龈组织是容易发炎的。口腔内的细菌等微生物无处不在，当微生物侵入种植牙周围，会引起软组织的炎症，造成种植体周围骨组织的破坏，最终使得种植体失败、脱落。因而，清洁种植牙非常重要。

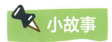 **小故事** **钛与骨组织间直接结合的发现**

20世纪50年代，瑞典有位叫 Branemark 的生理学家，他用钛材料制作成的实验窥管装置植入兔子的腿骨用来观察血流的变化。实验结束后，他发现实验窥管无法从骨组织中取出，原因是二者间形成了直接的结合。于是，他将这一发现用于那些全口没牙的患者，通过与骨组织直接结合的钛种植体连接以前在嘴里乱跑的假牙，这一下解决了以前假牙固定不好的大问题。这种种植牙没有天然牙的牙周膜结构，他把种植体与骨组织直接结合的方式称为骨结合。

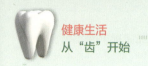
牙种植需要多久，一天内能完成吗

冯女士今年 60 岁，因年轻时缺乏口腔卫生维护，导致口内牙齿陆续拔除。想要正常进食，又想要一副固定的牙齿，冯女士便到医院的种植科就诊，跟医生提出了这样的诉求。医生在经过严格检查评估后，认为冯女士的全身情况较好，口内牙槽骨情况满足即刻种植即刻修复的条件，给冯女士制订了种植当天即刻修复的方案。得知可以种植治疗，当天就有牙齿可用，冯女士非常开心。后续完成全身健康状态评估和术前准备，种植手术顺利完成，并在当天进行了修复。医生交代了注意事项后，冯女士高高兴兴地离开了医院。

 小课堂 ● ● ● ● ● ● ● ● ● ● ● ● ● ● ● ●

1. 缺牙之后什么时候能够种植牙

缺牙之后的种植牙时间就是种植体植入时机，分为即刻种植（拔牙同期种植体植入）、早期种植（拔牙后 4 个月之内种植）和延期种植（拔牙后 6 个月以后种植）。依据不同的临床条件（包括缺牙位点以及骨和软组织状态等），可以选择不同的种植时机。

2. 种植体植入之后什么时候能够修复

种植体植入之后的修复时间即为种植体负荷时机，分为即刻负荷（种植体植入后 1 周内戴牙）、早期负荷（种植体植入后 1 周～2 个月戴牙）和常规负荷（种植体植入 2 个月之后戴牙）。

修复时机选择的影响因素很多，包括种植体植入后的初始稳定性、咬合关系、骨和软组织状态等，临床医生会根据患者的具体情况进行选择。

3. 种植治疗需要多久才能完成

种植治疗周期包括诊断与设计程序、种植外科程序和种植修复程序。不植骨常规种植病例，从种植体植入到种植牙冠戴上一般在 3 ~ 6 个月完成。如果需要附加复杂的骨和软组织增量手术，治疗周期会显著延长，可能需要 9 个月以上，甚至长达 1 ~ 2 年的时间。

4. 牙种植能一天完成吗

在不需要大量植骨和 / 或软组织移植，种植体植入后可获得良好的初始稳定性时，种植修复体可即刻制作，一天内完成并戴上使用，但是修复体多为临时修复体，使用一段时间之后（通常 3 ~ 6 个月），再替换成最终修复体。

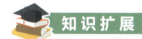

知识扩展

1. 即刻种植有什么优点

伴随种植体系统的不断进步和临床经验的日益丰富，在拔牙同期植入种植体的即刻种植为患者和医生所青睐。即刻种植的优点是可以即刻实现一定程度的美学和功能性修复效果，既缩减了手术次数，还可以缩短治疗周期。

2. 什么样的病例可以即刻种植

即刻种植的前提条件包括以下几方面。

（1）待拔除的患牙周围没有感染、牙槽窝形态理想、预期拔

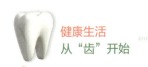
牙后没有大量的骨和软组织缺损，不需要进行广泛的组织移植。

（2）在拔牙窝的根方存在充分的骨量使种植体获得理想的稳定性。

（3）患者也没有紧咬牙、夜磨牙等不良咬合习惯。

3. 数字化种植技术对即刻修复有何影响

伴随数字化种植技术的不断进步与完善，在种植体植入同期进行的即刻修复更加易于实现。且此技术有助于在术前制作出理想修复体，既缩短了术后的修复时间，也减轻了患者的痛苦。

数字化种植技术包括数字化诊断程序、数字化种植外科程序和数字化种植修复程序，例如数字化外科导板、口腔种植机器人辅助的种植外科技术等。

误区解读

即拔即种即用是最先进的种植方案

坊间传说的即拔即种即用是指即刻种植即刻修复：拔牙后即刻植入种植体并同期戴入修复体，当天就可以行使咀嚼功能。这种治疗方案既减少了手术次数，也在拔牙后即刻戴入具备一定功能和美学效果的修复体。

但这只是一种种植时机和修复时机的选择，缩短了治疗周期，所采用的治疗技术并无差异，并不是新技术。而且此方法有着严格的适应证，并不是每位患者都适合。

口内有种植牙还能做磁共振成像吗

　　王先生从小牙就不好，年轻的时候，他就戴上了假牙。这些年，假牙改了又改、换了又换，可还是越来越戴不住了。他听说种植牙很牢固，于是他找到医生说想做一副自己能摘下来的种植牙，因为做磁共振成像需要把假牙取出来。医生笑了，说就算种植牙牙冠能取出来，种植牙根也还在体内，现在做磁共振成像种植牙是不必取出的。王先生将信将疑地做了种植牙。虽然他还从来没有做过让他担心的磁共振成像，但至少现在吃起饭来假牙不会在嘴里乱跑了。

 小课堂 ●

1. 磁共振成像的原理是什么

　　水分子是机体的主要成分，约占体重的60%。水分子含有两个氢原子。每个氢原子都是一个小型磁场，自然状态下它的原子核在杂乱无章地自旋运动。

　　当机体进入磁共振成像设备的外磁场中，氢原子的磁场与外磁场发生共振。在检查过程中，氢原子核获得和释放能量并传递信号，这些信号经处理就被转化形成具有疾病诊断价值的磁共振成像图像。

2. 磁共振成像有什么危险吗

　　由于磁共振成像设备有着强大的磁场，是地球磁场的万倍级，

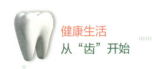
附近具有一定铁磁性的金属（如铁、钴、镍等）物件将会被快速地吸附到设备上，可能对人员和设备造成伤害。

在强大磁场的作用下，体内如果有铁磁性的材料也可能会发生移动，轻者会引起疼痛、出血，重者甚至有危及生命的风险。金属导体还有可能在变化的磁场中形成感应电流，从而产热，这也会对机体造成潜在伤害。磁场作用还可能妨碍体内重要植入物如心脏起搏器的正常功能，其后果不堪设想。

目前体内植入物一般采用非铁磁性材料，如钛、钛合金等，这类金属对于磁共振成像来说是安全的。种植牙的牙冠部分多采用陶瓷、树脂这类非金属材料或者非铁磁性的钛、钛合金及金合金等金属材料，也是安全的。

 知识扩展

1. 种植牙会影响核磁共振成像的结果吗

随着科技发展，体内植入物的生物安全性越来越好了，但其仍会对磁共振成像的结果产生影响。

由于不含氢原子核，植入的金属材料在磁共振成像中是不成像的，它在磁共振成像图像上表现为不同程度的黑影以及图像扭曲，属于一种不真实的影像，称之为伪影。伪影会影响磁共振成像结果，会影响医生的诊断。

随着磁共振成像技术的发展，设备在场强应用、成像上都有了很大进步，加之材料的革新，种植牙未来对磁共振成像结果的影响还在不断减小。

2. 种植牙对磁共振成像结果的影响取决于什么

（1）所用的材料：一般来说，材料的铁磁性越强，伪影越明显。口腔中采用的普通金属材料一般都具有一定的铁磁性，如镍铬合金、钴铬合金、各类不锈钢材料等。这类材料所导致的伪影较为严重，更易影响结果的判断。而常用于种植牙的钛、钛合金及金合金等贵金属材料，铁磁性较弱，核磁成像中仅有轻度伪影，对结果的判断也影响较小。

（2）检查的部位：如果磁共振成像观察的是头颈部，口腔内的种植牙会因为伪影的产生而对结果的判断产生一定影响。但远离种植牙部位的磁共振成像，如躯干、四肢等则不受影响。

误区解读

种植牙的牙冠材料越贵越好

这个观点是错误的。种植牙的牙冠部分常用陶瓷、各类合金、树脂等材料。其中合金材料中分为贵金属材料和普通金属。

贵金属的延展性更好，其机械属性更接近天然牙，从加工、机械性能及磁共振成像的角度，贵金属是优于普通金属的，因而被应用于种植牙。但贵金属成本高，美观效果较差，金属的铁磁性也更低，并不适于广泛应用于种植牙。普通金属较易获得，成本较低，金属的铁磁性通常也较强。陶瓷类材料，主要是氧化锆成分的陶瓷材料，在很多方面接近天然牙。该材料在磁共振成像中是安全的，对结果影响小，美观效果好，价格相对低廉，正在很大程度上取代贵金属材料。

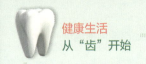
如何维护种植牙，种植后还用经常复查吗

张阿姨退休后过上了悠闲自在的生活，但是牙口不好，很多牙陆续松动脱落，人也日渐消瘦。在接受了种植牙后，吃嘛嘛香。大夫叮嘱：日常维护很重要，每日刷牙清洁，还需要定期复查，确保种植牙健康。起初，张阿姨严格遵循，但时间一长，便懒得刷牙，定期复查减少。一次牙痛，张阿姨惊觉："假牙也会发炎？"幸得及时复诊，大夫诊断为种植体周黏膜炎，调整护理方案，种植牙恢复如初。大夫建议：种植牙维护复查不可少，定期复查更安心。

 小课堂 · · · · · · · · · · · · · · · · ·

1. 种植牙的日常维护需要注意什么

（1）注意口腔卫生：与天然牙的维护一样，应保持良好的口腔卫生习惯，包括每天早晚刷牙、使用牙线或牙间隙刷清洁牙齿缝隙、定期使用漱口水等。刷牙时应选用软毛牙刷，轻柔地刷洗种植牙和周围牙龈，避免过度刷牙造成种植体周围黏膜损伤。

（2）注意饮食：避免食用过硬、过热或过冷的食物和饮料，以免对种植体造成损伤。同时，应避免咬硬物、非食物物品等。

（3）避免烟酒：过量吸烟和饮酒对种植牙的稳定性和身体状况均有不良影响，因此需要避免烟酒的摄入，至少要减少吸烟和饮酒量。

2. 种植牙是否需要定期口腔检查和专业维护

即使没有任何症状，种植牙也应定期进行专业的口腔检查和卫生维护，避免遗漏病症。

复查的频率通常根据患者的具体情况而定。一般建议健康人群每年一次口腔检查，牙周炎、重度吸烟、糖尿病、高血压、磨牙症患者等高风险人群应当每3~6个月进行一次口腔检查和牙周维护。

检查的内容包括更新系统病史、种植修复体的状况、咬合情况、种植体周的探诊出血情况、探诊深度和放射线片检查等。专业维护的内容包括洁牙和调𬌗等，如果发现有种植体周围疾病和修复体崩瓷等需要进行相应处理和治疗。

在日常生活中，一旦出现种植修复体的松动、脱落、折断、出血、疼痛、肿胀、溢脓等任意一种情况，要及时就诊。

种植牙维护指导

 知识扩展

1. 牙种植有风险吗

牙种植确实存在一定的风险，但现代种植牙技术已经相当成熟，通过严格的术前评估、术中操作和术后护理可以避免或减少风险。

虽然牙齿种植存在一定的风险，但发生的概率相对较低，通过严格的术前评估、术中操作和术后护理以及定期的复查和维护，可以最大限度地降低风险并保持种植牙的长期稳定和健康。

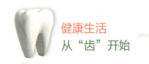
2. 牙种植的风险主要包括哪些

（1）全身状况和麻醉风险：种植牙手术需要注射麻醉药，因此存在麻醉的意外和麻醉药过敏的风险。但这种情况发生的概率较低，通常能耐受拔牙治疗，就可以接受种植治疗。

（2）手术风险：种植牙手术属于外科手术，存在手术创伤的风险。

（3）种植体失败风险：种植体植入后，由于各种原因（如患者自身条件、医生技术水平、术后护理等），种植体可能未能和牙槽骨形成完好的骨结合，导致种植体松动、脱落，需要重新手术。

（4）长期风险：种植体完成后，修复体长期使用过程中可能出现损坏、破损或松动、脱落的情况。此外，还可能发生种植体周黏膜炎或种植体周炎，严重者导致种植体脱落。

 误区解读

1. 种植牙一劳永逸

这个观点错误。种植牙本身材质是非常结实的，在设计合理的情况下很少出现种植牙的断裂。但是因为某些因素，可能会出现牙冠或者基台松动，严重的会发生种植体脱落，需要及时就医诊治。还有一种情况是种植体周围的组织发生炎症，类似于天然牙的牙周炎，种植体周围的软组织或者骨组织也可能发生炎症。

2. 种植牙不痛就没问题

这个观点同样错误。目前制作种植体的材料主要为纯钛或钛合金，没有神经感知功能，另外，植体周围骨组织内的神经纤维分布少，感觉迟钝，所以，咬硬物及患者种植体周围出现炎症后，也没有任何疼痛症状。如果等到出现自觉症状甚至感觉种植体松动再找医生检查，往往错过了最佳的治疗时机。所以，强烈建议接受种植治疗的患者要养成定期主动复查的习惯，早期发现问题、早期诊断、早期治疗。

答案：1. A；2. C；3. ×

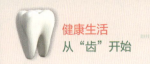
健康知识小擂台

单选题：

1. 种植体能固定在口腔内是通过（　　）

　　A. 骨结合　　　　　　　B. 螺丝

　　C. 牙周膜　　　　　　　D. 粘接剂

2. 健康人群种植牙复诊维护的频次是（　　）

　　A. 一个月一次

　　B. 两个月一次

　　C. 一年一次

　　D. 两年一次

判断题：

3. 种植牙咬硬东西不痛，比天然牙结实。（　　）

牙齿缺失后的
口腔种植揭秘
自测题

（答案见上页）

牙齿不齐相关的正畸矫治揭秘

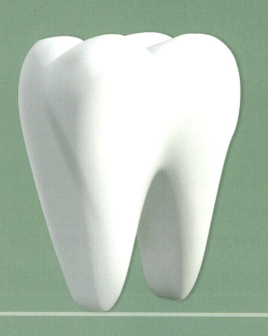

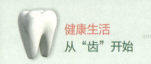
在口腔正畸学科里，牙齿不齐的矫正不仅仅是为了美观，更关乎口腔功能、牙殆关系的稳定和口颌系统的健康。本部分将带领您深入了解错殆畸形的类型、病因以及矫正治疗的相关知识。从儿童到成人，不同年龄段的矫治策略和方法各不相同，我们将一一解析。无论是经典的托槽矫治器，还是美观的隐形矫治器，正畸治疗都旨在通过科学的方法，引导牙齿走向健康和谐的位置，让笑容更加灿烂，生活更加自信。

错殆畸形有哪些类型

小强今年十岁，前牙里出外进，后牙不容易刷干净。去口腔科检查时，医生告诉小强和家长，小强患有牙齿错殆畸形，这是一种牙齿和颌骨发育异常的情况。医生解释说，这不仅影响小强的外观和自信，还可能引起口腔健康问题，甚至影响整体健康，建议进行正畸矫正治疗。

 小课堂 ●●●●●●●●●●●●●●●●●●●

1. 什么是错殆畸形

错殆畸形，是指牙齿在生长过程中，由于遗传、生长发育、习惯等多种因素影响，导致牙齿排列不整齐，上下牙齿咬合关系异常的情况。这种情况不仅影响美观，还可能对咀嚼功能、发音、面部发育等造成影响。

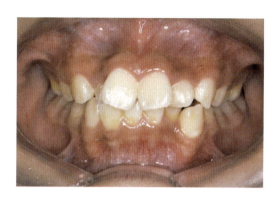

错𬌗畸形

2. 错𬌗畸形有哪些类型

错𬌗畸形的类型多种多样，根据牙齿排列和咬合关系的不同，我们可以将其分为以下几种常见类型。

（1）牙列拥挤：是指牙齿排列过于紧密，没有足够的空间让所有牙齿正常排列。这可能是由于颌骨发育不足，或者牙齿过大导致的。拥挤的牙齿容易积累食物残渣，增加患龋病和牙周病的风险。

（2）牙列间隙：与拥挤相反，间隙型错𬌗是指牙齿之间存在过大的空隙。这可能是因为牙齿过小，或者颌骨过大，导致牙齿无法填满整个牙弓。

（3）反𬌗（俗称"地包天"）：是指上颌前牙在咬合时位于下颌前牙的内侧。这种情况可能导致面部轮廓不协调，影响咀嚼和发音。

（4）深覆盖（俗称"天包地"）：是指上颌前牙在咬合时覆盖下颌前牙过多。这种情况可能导致上唇前突，影响面部美观。

（5）开𬌗：是指在咬合时，上下牙齿无法接触。这可能影响

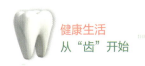
咀嚼效率，甚至导致说话时的发音问题。

（6）深覆𬌗：与开𬌗相反，指上下牙在垂直方向咬合太深，前牙区深覆𬌗严重时，下切牙会咬伤上腭黏膜，或者上切牙会咬伤下牙的唇侧牙龈。

（7）偏𬌗：是指牙齿咬合时，中线不正，导致面部左右不对称。这可能是由于牙齿、颌骨或肌肉发育不平衡造成的。

 知识扩展

1. 根据磨牙关系如何进行错𬌗畸形的分类

虽然错𬌗畸形有各种各样的临床表现，但当患者去医院就诊时，正畸医生通常会根据上下颌第一磨牙在前后方向的关系，将错𬌗畸形的诊断分为三类。

（1）安氏Ⅰ类，表示上下牙列在前后方向的关系基本正常。

（2）安氏Ⅱ类，表示上牙列相对靠前，而下牙列相对靠后。

（3）安氏Ⅲ类，表示上牙列相对靠后，而下牙列相对靠前。

2. 根据病因如何进行错𬌗畸形的分类

从病因机制上考虑，分为牙源性错𬌗畸形和骨源性错𬌗畸形，两者的区别是什么呢？

（1）牙源性错𬌗畸形：主要是由牙齿排列不齐引起，如牙齿拥挤、间隙过大等。这种情况通常需要使用正畸矫正器进行治疗。

（2）骨源性错𬌗畸形：主要由颌骨发育不平衡引起，如上颌骨或下颌骨前突或后缩造成的前牙覆盖覆𬌗大或者反𬌗。这种类型的畸形大多数可以通过正畸治疗建立正常的牙齿咬合关系，但严重的骨性畸形需要在成年后联合正颌外科手术治疗。

至于到底是牙源性错𬌗畸形的还是骨源性错𬌗畸形，需要专业的正畸医生根据 X 线片上的头影测量结果判断，患者没必要去纠结，因为这主要与医生的治疗设计相关。

误区解读

1. 错𬌗畸形只影响外观

这个观点错误。许多人认为错𬌗畸形仅影响外观，并不重视其对健康的潜在威胁。实际上，错𬌗畸形不仅影响个人的外观和自信，还可能导致以下问题。

（1）牙齿清洁困难：拥挤或不整齐的牙齿容易积累食物残渣，增加患龋病和牙周病的风险。

（2）咀嚼效率降低：牙齿排列不整齐，可能导致咀嚼不充分，影响食物的消化吸收，增加胃肠道的负担。

（3）发音受影响：牙齿排列异常可能影响发音的准确性。

2. 成年后矫正错𬌗畸形只能通过手术

这个观点是片面的。许多人认为错𬌗畸形只能在儿童或青少年时期矫正，成年后要矫正就需要手术治疗，实际上，大多数错𬌗畸形都可以通过非手术的正畸方法进行有效的治疗，通常只针对重度的骨性错𬌗畸形或当其他矫正方法无效时才会考虑手术治疗。

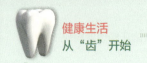

进行错𬌗畸形矫治合适的年龄

　　小华是一名12岁的学生，最近他在学校的体检中被发现有轻微的错𬌗畸形。小华的妈妈非常担心，因为她不确定是否已经错过了矫治的最佳时机。经过咨询口腔医生，小华的妈妈了解到，不同类型的错𬌗畸形有不同的矫治时机，而小华目前的年龄正是矫治的理想时期。通过及时的矫正，不仅可以改善小华的咬合关系，还能预防将来可能出现的口腔问题。

 小课堂

1. **错𬌗畸形矫治时机为什么重要**

　　错𬌗畸形的矫治时机是家长和患者共同关心的问题。恰当的治疗时机可以大大提高矫治效果，减少治疗的复杂性和持续时间。

2. **不同年龄阶段的矫治措施有哪些**

　　（1）乳牙期（2～5岁）：要注意儿童是否存在不良口腔习惯，如吮指、咬唇等，若有要及时进行干预。

　　（2）替牙期（6～10岁）：是儿童换牙的时期，这个阶段如果仅仅是牙齿不齐，通常不需要早期治疗；但如果出现反𬌗、前牙明显前突、替牙障碍等，可以在这个时期进行阻断性矫治，目的是阻断一些有可能导致错𬌗畸形加重的影响因素，引导牙齿向正确的位置生长。

　　（3）恒牙早期（11～17岁）：大多数人的恒牙均已萌出，颌骨生长明显。这是进行正畸治疗的最佳时期，可以借助于颌骨生长发育，更高效地改善咬合关系及调整牙齿位置。

（4）成人期（18岁以后）：上下颌骨的生长发育基本结束，成人期的正畸治疗主要是牙齿位置的矫正，对于严重骨性错𬌗畸形，可以联合正颌外科手术进行治疗。

（5）老年期矫治的特殊考虑包括以下因素。

口腔健康：在矫治前，需要对老年人的口腔进行全面检查，确保没有严重的牙周病、龋病等问题。

全身健康状况：需要评估老年人的全身健康状况，如心血管疾病、糖尿病等，以确保矫治过程的安全。

个人需求：需要充分了解老年人的需求和期望，制订个性化的矫治方案。

 知识扩展

1. 正畸治疗越早越好吗

虽然早期干预在某些情况下对于矫正错𬌗畸形有利，但并不是所有替牙期的患者都需要进行这样的早期治疗。在决定是否进行早期干预时，正畸医生通常会进行全面的评估，考虑到每个孩子的具体情况。对于家长而言，了解到并非所有替牙期的孩子都需要早期干预，可以帮助他们做出更加理性的决策，并与正畸医生共同制订最合适的治疗计划。这种方法确保了治疗既有效又适时，最大限度地保护了孩子的口腔健康和整体利益。

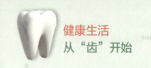

2. **是否采取早期干预措施，需要考虑的因素有哪些**

是否采取早期干预措施，需要考虑多种因素，如错𬌗畸形的类型、严重程度以及患者的具体生长发育情况。

（1）个体差异：每个孩子的发育速度和牙齿生长的模式都有所不同。有些孩子的牙齿自然就会随着时间的推移而逐渐排列整齐，无须过早进行干预。

（2）症状轻微的错𬌗畸形：对于一些轻微的错𬌗畸形，如轻度的牙齿拥挤或轻微的前突，一般不需要在替牙期进行正畸治疗。

（3）观察和评估：正畸医生可能建议对某些错𬌗畸形进行定期观察，以判断其是否自行改善或稳定。在这期间，医生会密切监测孩子的颌面生长和牙齿发育，以便在最合适的时机开始必要的治疗。

错𬌗畸形矫治的常用方法有哪些

西西 2 岁的时候，妈妈发现他总喜欢闹着玩似的前伸下巴，把上排牙咬在了下排牙的里面。现在西西 4 岁多了，妈妈带他到口腔科咨询。医生说这是典型的乳牙反𬌗，应该早点干预治疗，在乳牙期、换牙期、刚换完牙以及成年后，都有可能需要正畸治疗，分别可能是戴活动矫治器、佩戴面具、戴牙套，甚至成年后还可能手术，每个阶段的矫治目的和用到的方法都不太一样。妈妈很郁闷，牙齿矫正不就是常见的戴牙套吗，怎么还有很多方法？

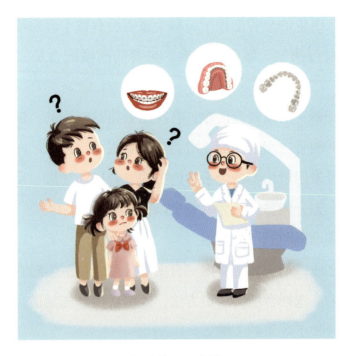

矫治的不同方法

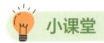 **小课堂** · · · · · · · · · · · · · · · · ·

1. 错𬌗畸形矫治的常用方法有哪些

（1）唇侧固定矫治器：最常见且历史最悠久，粘在牙齿外侧面。患者不能自行取下，对牙齿的控制力持续存在，效率较高。传统金属矫治器物美价廉，适合青少年戴用。

（2）舌侧固定矫治器：粘在牙齿内侧面，从而实现隐蔽，可以在无形之间完成整个治疗，同时也有不能摘戴、控制力强的特点。但舌头异物感较强，舒适度不佳，临床适应证严格，技术难度大。

（3）无托槽隐形矫治器：近 20 年来逐步广泛应用于临床，是一项得益于计算机辅助设计和材料发展的新技术。它美观、舒适又便于清洁，深受年轻患者的喜爱。无托槽隐形矫治器由正畸医生进

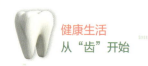

行设计，在医生的全程把控下，每个患者会有数十套矫治器逐步戴用，需要自行摘取、佩戴和更换，患者的高度配合是完成治疗的前提。

（4）正畸 - 正颌联合治疗：有些患者错𬌗畸形的根源是上下颌骨之间不匹配，对美观影响很大。当患者成年后可采用矫治器联合手术的方法，骨骼和牙齿共同移动，充分调整上下牙的关系以及面型美观。

牙齿矫正常用的
矫治器

2. 如何实现错𬌗畸形的矫治

牙齿之所以能在牙槽骨内"自由"移动，是医生对它们施加了外力的结果。选择合适的矫治方法，运用矫治器施加适当的力量，是决定牙齿矫正效果的关键。

矫治方法的选择，一般有赖于医生的经验判断；矫治器的选择，是患者综合考虑功能性、美观性、舒适性或性价比等因素后做出的选择。

如果说牙齿矫正是牙齿的一段旅行，那么医生是司机，患者是乘客，矫治器就是旅行中的交通工具，三者共同努力，牙齿才能够到达目的地。

 知识扩展

儿童生长发育过程中常用的矫正器有哪些

在儿童生长发育过程中，颜面骨骼和牙齿的发育很活跃，会受到遗传、换牙、口腔习惯甚至外力磕碰等多种因素的干扰，如果牙齿和骨骼脱离正常的发育方向，应该予以干预，常用到一些特殊的、个性化设计的矫治器，主要有以下三大类。

（1）活动矫治器：形态类似于老年人佩戴的活动假牙，一般用于调整个别牙的位置、对上下牙的活动进行简单引导，或是纠正口腔不良习惯。由于患者可以自行摘戴，又需要保证佩戴时长，医生和家长应该充分了解孩子的心理，调动他们的积极性和主动性，以取得良好的佩戴结果。

（2）功能性矫治器：一般用于生长发育高峰期儿童的治疗，如孩子肌肉、骨骼的小问题引发了咬合位置的不协调，或者轻微的骨骼生长不良等，可以利用功能性矫治器进行纠正，它种类繁多、衍变多样，需要医生根据具体情况进行个性化定制。

（3）矫形力矫治器：若孩子在发育阶段出现骨骼发育不足或过度，可以利用矫形力矫治器给予外力刺激，如口外弓、面具等，以激发一些潜力发挥，比如，对发育不足者牵拉生长，对发育过度者适当抑制，都是尝试改良生长的手段。但家长应该理解的是，骨骼最终的形态主要来源于个体的生长潜力，即基因遗传占主导作用。

 误区解读

越贵的矫治器治疗效果越好

不一定。各种矫治器根据材质、制作工艺的不同，在成本上有所差异，使用时仅体现在美观度、舒适度上的区别。无论使用何种矫治器，治疗方案和目标都是一致的，并不一定是越贵的矫治器治疗效果越好。

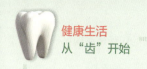
选择矫治器时，以医生判断适合、能达到治疗目标为基础，结合患者对美观舒适或性价比的自主选择即可。

孩子下颌后缩，能通过正畸增加下颌骨长度吗

东东10岁，换了门牙后，上牙显得很突，下颌后缩，平时很难闭上嘴唇，常有张口呼吸，在学校也会有同学嘲笑他，东东自己也因此有些自卑。东东的父亲下颌也后缩，父母担心东东会遗传父亲的下颌形态，希望东东能够早点通过正畸治疗，改善下颌后缩，以提高他的自信心。经过正畸检查，诊断为骨性Ⅱ类畸形，下颌后缩。医生给予矫正治疗，东东认真戴用矫治器，经过一段时间，东东的面部外观有了明显改善，下颌明显前移，笑容也更加自信了。

小课堂

1. 下颌后缩及其危害有哪些

下颌后缩通常被称为小下颌或小下巴，从侧面看下颌颏部较小，位置靠后，正面观面下三分之一较短。下颌后缩是常见的错殆畸形之一，正畸学中称为骨性Ⅱ类畸形，不仅影响面部美观，也会对口颌功能造成不同程度的影响。

后缩的下颌骨会影响咬合的建立与咀嚼功能，也会压迫气道产生呼吸问题，小下颌也是颞下颌关节紊乱病的高发人群，关节在运动时有弹响或杂音，严重者可以出现疼痛或运动受限。

2. 下颌后缩的原因有哪些

造成下颌后缩的原因有很多，遗传是常见病因之一，父母或家族中有小下颌时，后代出现相似问题的概率会很高。临床上更关注的是后天因素对下颌发育的影响，有以下几点。

（1）后牙的大量龋坏或缺失，影响咀嚼功能，没有咀嚼刺激的下颌是难以正常发育的。

（2）吮拇指、咬物习惯会长期迫使下颌处于向后的位置。

（3）面部的外伤会造成颞下颌关节损伤，影响下颌的原发生长。

下颌生长也属于全身生长的一部分，促进全身的发育也会促进下颌的发育，如营养、体育锻炼等。

 知识扩展

1. 如何用正畸方法治疗下颌后缩

正畸治疗除了排齐牙列，另一个重要的内容就是帮助颌骨的发育，即矫形学治疗。尤其对部分下颌后缩的青少年患者来说，正畸治疗可能取得侧貌改善的效果。

儿童及青少年有巨大的生长潜力，利用这个生长的时机，去除干扰因素的影响，就可能有效改善下颌后缩。

所有影响生长的因素都会影响颌骨的发育，除了正畸矫治器的主动治疗，也要鼓励孩子加强营养，积极体育锻炼，用双侧牙齿咀嚼食物，改善鼻通气，纠正口呼吸。

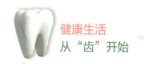
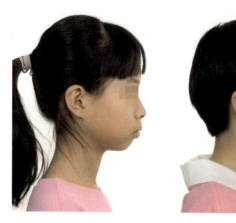

12 岁女孩正畸治疗前后侧貌得到明显改善

2. 下颌后缩是发育障碍吗

　　无论是先天因素还是后天因素，下颌后缩都可以理解为是发育障碍。从进化的角度来看，人类大脑挤占了面部的发育空间，颌骨表现为退化的趋势，下颌骨长不大、长不长、位置后缩是非常普遍的现象。

　　不同的研究表明，骨性Ⅱ类畸形在人群中可以达到一半以上。骨性Ⅱ类畸形并不一定影响美观，轻度的骨性Ⅱ类畸形甚至是一种可爱的脸型。但从普遍的审美来说，人们更愿意有一个更明显的下颌。

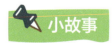 纠正下颌后缩的一种常用矫治器——肌激动器的发明过程

　　纠正下颌后缩的一种常用矫治器称为肌激动器（activator），发明人是丹麦人 Viggo Andreson。他发明这个矫治器纯属偶然，源

自她女儿自己的一次不成功治疗。他的女儿使用固定矫治器治疗了一段时间后，后缩的下颌并没有完全改善。在暑假来临之前，女儿要求拆除牙套，以便和朋友们享受一个无拘无束的假期旅行。Andreson满足了女儿的愿望，但同时他给女儿制作了一个上下连接在一起的保持器，希望维持现有治疗效果。暑期旅行结束后，他惊奇地发现女儿的下颌后缩明显改善。这一发现促使他开始导下颌向前的研究，并对矫治器进行了改进，发明了肌激动器，成为正畸一种常用的功能矫治器。

正畸矫正治疗是否都需要拔牙

奇奇上初中后发现自己的牙齿有些不整齐，父母也觉得他换完牙后跟小时候变化很大，嘴越来越突。听说刚换完牙是牙齿矫治的最佳时期，于是一家人来口腔正畸科咨询矫正牙齿。医生通过详细地检查和测量，结合奇奇和父母的诉求，给出了治疗的方案。但让他们难以接受的是，医生让奇奇拔除4颗牙齿。这下一家人犯难了，这牙能不能不拔，或者少拔几颗呢？奇奇也有好朋友在矫正牙齿，他就没拔牙，为什么自己需要拔牙？一家人没了主意。

 小课堂

1. 正畸治疗为什么要拔牙

家长完全没必要谈拔牙色变，据统计，我国大约65%的正畸

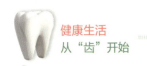
案例需要拔牙矫治，以牙齿里出外进十分拥挤、前牙明显前突甚至影响了脸型两种情况多见。所以说，拔牙矫正一般以解决牙齿拥挤和前突为主要治疗目的。

2. 如何判断正畸是否要拔牙

医生判断拔牙与否十分谨慎，会综合考虑牙弓拥挤情况、嘴前突程度以及患者本身的要求。医生也有一套对骨骼和牙齿角度判断的标准，以此，来综合评估患者是否需要拔牙。

面下部前突程度是影响侧面美观的关键因素之一，美观是相对主观的感受，所以患者的矫治要求是首要考虑的因素。试想一下，要把里出外进的牙齿排齐，就是扩大牙弓的过程，但如果不希望自己的嘴巴再前突，这可能就不得不拔牙了。

3. 正畸拔牙会对其他牙齿有影响吗

每颗牙齿有自己独立的位置，拔掉后并不会影响旁边的牙齿，相反，腾出的空间十分珍贵。原本排不进牙列的牙齿归位会用掉一部分空间，剩余的空间则通过两侧牙齿向中间移动而关闭，大多数时候用于把突出的前牙内收。

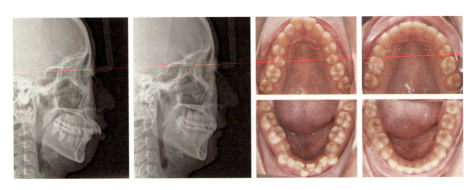

拔牙矫正治疗前后面型和牙齿对比

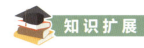

知识扩展

1. 正畸拔牙的位置是如何选择的

最常拔除的牙齿是第一前磨牙。找到我们上、下、左、右的四颗尖牙（又称虎牙），紧邻它后面的第一颗牙便是第一前磨牙。

它们处于口腔前、后段牙齿的交界处，拔除后的间隙很容易被拥挤或前突的前牙所利用，而且相似的牙齿有并排两颗，拔除后牙齿的接触也不会有太大改变。

所以拔除第一前磨牙既有利于牙列美观调整，也不会影响咀嚼功能。

2. 正畸拔牙为何要讲究对称

左右对称：一旦确定需要拔牙，为了矫治后牙齿的排列能左右对称，中线不偏，通常采用左右两侧同时拔牙。

上下对称：为了使矫治后上下牙能有良好的咬合关系，通常也采用上下同时拔牙。

这样一来，最常见的拔牙方案就是上下左右区段各拔除一颗，一共需要拔除 4 颗牙齿。当然，也有例外，如果拔牙区域附近恰好有破坏严重的牙齿，医生可能会考虑拔除坏牙，而保留健康的牙齿。

3. 正畸拔牙还有什么替代方案吗

扩大牙弓，把牙齿磨"瘦"，或拔掉智齿——这些都是可以获得牙齿排列间隙的办法。但前提是患者对于面部前突的改变要求不高，牙齿拥挤程度不大，因为通过扩弓、牙齿片切、远移磨牙等手段获得的间隙都是有限的，远远不如拔除第一前磨牙得到的间隙多。

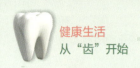
 误区解读

1. 虎牙长得歪，就直接拔掉

这个观点错误。虎牙萌出较晚，甚至是最后一颗替换，因此经常被挤到牙弓外面，拔掉它似乎万事大吉。但其实，虎牙被称为口内最珍贵的一颗牙，承担了支撑口角形态的重任。它的牙根比较粗壮，经常是人到老年的时候最后"下岗"的一颗牙。因此，正畸医生要努力把他排入牙列，而不是过早放弃它。

2. 早期矫正可以避免拔牙

不一定。牙齿替换完成，恒牙全部萌出后，我们牙弓的大小和形态也基本定型了，少量的变化并不会对严重拥挤的状况有决定性的改变，很多牙齿严重拥挤的青少年在正畸时，拔牙还是避免不了的。

做过正畸治疗的牙齿会不会提前松动脱落

小红25岁，因工作需要经常要和不同人打交道，虽然专业能力非常强，但不整齐的牙齿让她有点不自信，希望进行正畸治疗。但父母担心正畸过的牙齿会提前松动，甚至会很早地掉牙，不鼓励她矫治牙齿。一家人来到口腔医院咨询，医生向家人解释了正畸的基本原理，牙齿在受正畸力后会有轻度松动，但这种松动是暂时的，可以完全恢复，并不影响牙齿的功能和使用寿命。小红接受了正畸治疗，牙齿不但整齐美观，而且功能完全正常，一家人非常开心。

小课堂

1. 正畸是否会造成牙齿松动

正畸治疗是个生物力学的过程。牙齿在力量的作用下，在牙槽骨当中产生移动。这种移动的生物背景是牙槽骨的吸收及再沉积，与其说是牙齿移动，不如说是牙槽骨的再改造。因为有牙槽骨的吸收，所以牙齿就会有松动，但随着牙槽骨的再沉积，松动也因此会消失。

正畸产生的牙齿松动一般非常小，很多时候患者自己甚至没有感觉，依然可以正常咀嚼食物，并不影响进食。在每次正畸复诊时，医生都会检查牙齿的松动程度，来判断牙齿移动的速度与效果，并根据这个结果做出进一步调整的方案。因此正畸过程中的牙齿松动是正常的，也可以完全恢复，完全没有必要担心松动而对正畸产生焦虑。

2. 正畸是否影响牙齿的使用寿命

理论上正畸治疗是牙根与牙槽骨生理性改建的过程，不需要借助任何药物，只要正畸力量在合理的范围之内，就不会产生副作用。

牙齿与牙槽骨间通过牙周膜相连，牙周膜也称为牙周韧带，和身体其他部分的韧带非常相似，都是坚韧的结缔组织。牙齿在牙槽骨中移动时，牙周韧带也在不断改造修复，牙齿移动过程中，虽然会有轻度的松动，但牙周韧带始终保持着牙齿与牙槽骨的连接，在牙齿移动到位之后，牙周韧带会在较短的时间内完全恢复正常连接，牙齿又恢复治疗前的坚固。

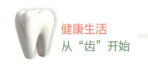

因此正畸并不会影响牙周韧带的连接质量，也不会影响牙齿的长期寿命。

 知识扩展 ///

1. 正畸是否会对牙列造成损伤

正畸过程是牙根与牙槽骨间相互挤压的过程，过度挤压可能产生相应组织损伤，常见的是牙根与牙槽骨的吸收。

牙根吸收表现为牙根尖变圆钝，这是牙根对力量做出的一种保护性反应，轻度牙根吸收并不会产生明显的牙齿松动，也完全不影响牙齿的使用寿命。牙槽骨吸收是牙齿移动过程的一种生理现象，吸收的同时牙槽骨还会再生，弥补相应的吸收量，这种吸收与牙周病的牙槽骨吸收并不相同。

在儿童青少年正畸过程中，牙槽骨的吸收量与再生量几乎相同，并不会产生任何牙周问题。但在成人正畸中，牙槽骨的再生能力相对较弱，表现为牙槽骨吸收，牙齿相对变长，牙齿之间的三角形间隙变大。遇到这种情况医生会相应调整正畸策略，避免过度的牙槽骨吸收。

2. 牙齿移动的生物学机制是什么

大量的动物实验表明，牙齿移动的机制实际上是一种缺血性损伤修复过程。

牙齿在受力后，在受压的一侧牙根与牙槽骨之间的牙周膜血管受压，长期的压迫会产生缺血反应，牙槽骨表面发生坏死，坏死的组织分解后产生出空间，牙齿就可以向这个空间移动。

移动的反方向牙周膜被牵拉，牙槽骨受牵张力后会产生新的骨质。

因此牙齿移动就是牙槽骨受压力与拉力后产生吸收与沉积的过程。

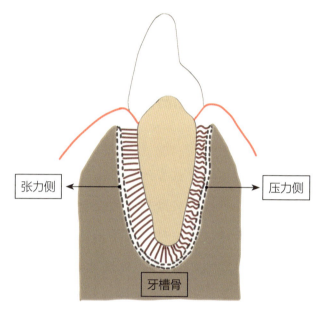

正畸牙齿移动的机制

 误区解读

正畸产生的牙齿松动与牙周病的牙齿松动没有区别

这个观点错误。牙周病是人类口腔的常见病，严重牙周病时牙齿会产生松动，最终牙齿会脱落。因此很多人担心，正畸过程中也会产生牙齿松动，如果这个松动不能恢复，是不是也会和牙周病产生的松动一样，影响牙齿的功能、寿命。

两种松动的本质区别是产生的机制不同，牙周病是一种病原体

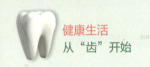
感染，和所有的感染类疾病一样，感染是病理性的，可以借助手术或药物的治疗。而正畸是非感染过程，是无菌性炎症过程，不需要任何抗生素治疗。

因此两种松动的预后也会有本质区别，牙周病会根据抗感染的结果预后各不相同，但正畸治疗导致的松动都能得到恢复。

错𬌗畸形的正畸矫正治疗到底需要多长时间

　　小花在幼儿园体检时被告知反𬌗，老师建议看医生。医生询问了很多：喂养习惯、父母亲友的咬合情况、是否有扁桃体炎的病史等。然后建议戴一种可摘矫治器，大概半年。小花妈妈松了口气："半年就好了吗？听说牙齿矫治经常得两三年嘛！"医生摇了摇头："这只是现阶段，'地包天'容易复发，换完牙或许反弹，恒牙期矫治就是两三年了，弄不好还可能要成年后手术，疗程就更久了。"医生叮嘱小花妈妈和家人沟通，要有长期治疗的心理准备。

 小课堂 ●

1. 正畸矫治的疗程一般多久

　　正畸疗程受病种病情、矫治阶段和方法、患者的反应与配合等多种因素影响。

　　（1）通常乳牙期和替牙期的早期矫治在半年到一两年。

　　（2）恒牙期固定矫治根据是否有拔牙设计，一般在两三年左右，配合度不佳的会更长。

（3）如果患者是成年人，特别是有骨性畸形，或伴有牙周疾病，或需要移动粗壮的磨牙等，疗程有时会达到五年以上。

2. 正畸矫治反弹或复发的原因有哪些

（1）如果患儿有遗传因素，强大的生长性可能会逆转正畸矫治效果，特别是在生长发育迸发期前的治疗效果，往往会受到青春期快速生长发育的冲击。

（2）牙齿移动后，周围的肌肉应力环境还没有改变，也可能会影响牙齿位置的稳定性。

（3）有时不良习惯还存在，相当于病因因素尚存，就会破坏矫治效果。

（4）牙周支持组织需要改建的时间，如果没有妥善保持，牙齿排列可因牙周纤维韧带的牵拉而会复发。

（5）牙齿移动到新的位置后，咬合平衡还没有完善，牙尖的诱导也可能是复发的原因。

3. 牙齿拥挤很难避免复发的原因是什么

在正确的设计、适宜的矫治、良好的保持之下，多数正畸矫治效果都能够留存下来，但下前牙的轻度拥挤是常见的复发表现。

人类经几千年的演化，形成了后牙向近中缓慢移动的趋势，以化解岁月茌苒带来的牙齿磨耗缝隙，但是随着工业革命，食物加工程度极大提高，没有足够的缝隙去抵消后牙前移的趋势，则下切牙不可避免地出现拥挤，当然这与矫治前的拥挤相比要轻得多。

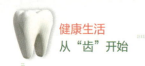
 知识扩展

1. 正畸矫治为什么要这么久

正畸矫治不是一个机械物理过程，而是生理过程，即牙齿不是"搬"过去的，而是"长"过去的。牙齿一辈子都有在牙槽骨中调整的能力，正畸则给予轨道引导，给予正畸力推动，使得牙齿按照设计方案一步步"长"到目的地。既然是生长，那么生长速度依赖于牙槽骨改建的速度，虽然有生长发育快慢的差异，有矫治设计和器械的分别，但是总体上都受制于每个人的骨改建速度，通常都得以年为计。

2. 怎样做才能减少正畸矫治后的复发

（1）患者正畸后需按要求戴好保持器，在保持器的控制下牙周组织进行改建，生成适合最终牙列关系的纤维排列方向。

（2）有时候联合牙周手术进行纤维切断或根据新的牙齿排列进行适宜调磨，可以增强矫治的稳定性。

（3）尽量保持原有牙弓宽度、牙根平行、牙列内外应力平衡，是设计和实施时正畸医生的考虑内容之一。

（4）戒除原有不良习惯，联合有效修复方法，以消除环境影响因素，减少复发的可能。

（5）尽管如此，仍有某些很难保持的情况，或许要进行一定的矫治，或者终身佩戴保持器。

误区解读

矫正治疗后是否佩戴保持器似乎也没什么区别

经历了比较长的矫治期后，患者有时因故少戴一会儿保持器，看上去牙列也没有什么变化，那是不是就可以不戴了呢？这个观点错误。佩戴保持器是一种保持惯性，较长的治疗周期、特定的畸形种类、良好的牙列周围环境，对减少反弹和复发有一定帮助。但是牙列不齐的复发也是较为缓慢和不易察觉的，绝大多数人还需遵从医嘱，相信科学规律。

答案：1. C；2. B；3. ×

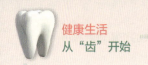
健康知识小擂台

单选题：

1. 可导致牙齿排列不整齐和咬合关系异常的原因是（　　）

    A. 仅由遗传导致

    B. 仅由习惯导致

    C. 受遗传、生长发育、习惯等多种因素影响

    D. 由口腔疾病导致

2. 正畸拔牙一般左右对称是为了（　　）

    A. 牙齿尽量回收

    B. 牙齿的排列能左右对称，中线不偏

    C. 上下牙咬合关系良好

    D. 拔哪颗牙都可以

判断题：

3. 矫治器的价格决定治疗效果。（　　）

牙齿不齐相关的
正畸矫治揭秘
自测题

（答案见上页）

口腔健康，预防为先——

口腔疾病的预防措施

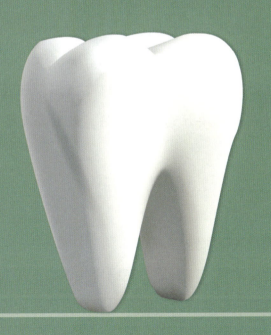

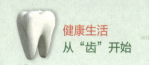
口腔健康的维护需要在口腔疾病发生以前，积极采取相应的预防措施，贯彻预防为先的理念，才能达到事半功倍的效果。口腔清洁是维护口腔健康的基石，尤其是儿童需要选对牙刷和牙膏；预防口腔疾病的措施包括局部用氟、窝沟封闭、定期洁牙等；口腔癌和错𬌗畸形也都是可以一定程度预防的……这些都有赖于"定期口腔检查"的好习惯。让我们和口腔医生做好朋友，让专业人员帮我们定期检查，并给予专业的建议和防治。

口腔清洁是维护口腔健康的基础

南南同学在晚上完成作业后，感觉有些饿，妈妈就给南南一块巧克力蛋糕作为夜宵，他吃完夜宵后，伸个懒腰就要睡觉，妈妈提醒南南要刷牙，可他懒洋洋地说："哎呀，妈妈，我太累了，今晚就不刷牙了，明天早上再刷吧。"妈妈心疼孩子也就同意了。这种情况出现多次后，南南的牙床开始红肿，且一刷牙就出血，妈妈带他去口腔医院就诊，医生诊断为菌斑性龈炎，建议南南要注意口腔清洁，做到每天早晚认真有效刷牙。

 小课堂 ● ● ● ● ● ● ● ●

1. 口腔清洁的方法有哪些

有效刷牙是基础战，每天早、晚刷牙共 2 次，晚上睡前刷牙更重要。清洁牙齿缝隙是细节战，刷牙不能彻底清洁牙齿缝隙里的牙菌斑，需要用不同工具清洁牙齿邻面。其他口腔清洁的辅助方法有咀嚼无糖口香糖、漱口等。

2. 儿童如何进行有效刷牙

儿童应采用圆弧刷牙法。

（1）刷后牙外侧时，牙齿轻微咬合，刷毛从上牙向下转圈刷。

（2）刷前牙外侧时，上下门牙对齐，牙刷在牙面上连续圆弧形转动。

（3）刷后牙内侧时，刷毛朝向牙面颤动刷。

（4）刷前牙内侧时，将牙刷竖起，来回上上下下，慢慢移动短距离刷。

（5）刷最后一颗牙的最后一个面时，半张口，刷头竖起，从该牙的内侧面，转过该牙的最后面，再到外侧面。

（6）刷咀嚼面时，将刷毛放在牙面上，前后来回刷。

3. 青少年和成年人如何进行有效刷牙

青少年和成年人应采用水平颤动拂刷法。

（1）刷牙外侧面和后牙内侧面时，牙刷毛朝向牙根方向，刷毛和牙面成45°，轻轻加压，水平短距离地颤动至少5次，再转动牙刷柄，沿着牙齿长出的方向，轻轻拂刷。

（2）刷前牙内侧面时，将刷柄竖起，用刷头后部的刷毛接触牙龈，下牙从下向上刷，上牙从上向下刷。

水平颤动拂刷法

（3）刷后牙咀嚼面时，将刷毛放在牙面上，稍用力前后来回刷。

4. 清洁牙齿缝隙的工具有哪些

牙齿邻面清洁工具包括牙线、牙间隙刷、冲牙器等。其中牙线

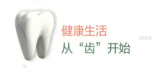

适合牙齿缝隙较小的情况，牙间隙刷适合牙齿缝隙较大的情况，冲牙器可以作为牙齿邻面清洁的辅助工具，适合清洁修复体及矫正器等周围的食物残渣。

 知识扩展

1. 口腔清洁的目的是什么

在牙齿表面，通常会黏附由许多细菌和细菌代谢物组成的牙菌斑，还有软垢和食物残渣。口腔清洁的主要目的是清除牙菌斑、软垢和食物残渣。

牙菌斑是引发龋病和牙周病的罪魁祸首，最容易堆积在牙齿和牙龈交界的地方，还有相邻牙齿之间的缝隙里。

2. 牙刷的选择和保管需要注意什么

儿童应选择与年龄段相对应的儿童牙刷，成年人要使用小头牙刷，刷头要适合口腔大小，才可使牙刷在口内灵活转动，刷到所有牙齿的表面。刷毛要软硬适度、顶端磨圆，既可以清洁牙面，又不会损伤牙龈和牙齿。牙刷柄形态要便于握持，长度、宽度适中。

需要注意刷牙后应用清水冲洗牙刷，并将刷毛上的水分甩干，将刷头向上放在口杯里，这样可以保持通风，防止细菌滋生。牙刷应每2~3个月更换一次。当刷毛外翻或倒毛时应及时更换牙刷，否则不能清洁干净牙齿，刷毛上也会残留较多细菌。

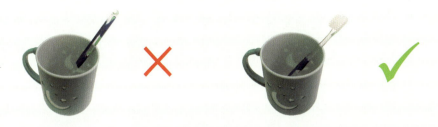

牙刷头向上放在口杯里

 误区解读

单纯餐后漱口就能做到口腔清洁

单纯餐后漱口不能做到彻底口腔清洁。餐后漱口只能辅助清除口腔中刚附着的食物残渣，而无法清除牙面上黏附的牙菌斑，需要通过有效刷牙、结合使用牙齿邻面清洁工具才可以去除牙菌斑。如果牙菌斑长期不被清除，口腔唾液中的矿物质会在牙菌斑沉积，逐渐硬化形成牙石，这时候靠自我口腔清洁措施已经无法去除，需要专业人员采取去除牙石的方法，如龈上洁治或龈下刮治等。

该如何挑选儿童牙刷和牙膏

小明家迎来新成员，妹妹出生后，家里一直洋溢着忙碌而欢乐的气氛。但近日小明妈和外婆间闹了些不开心。事情是这样的，小明自幼牙不好，时常牙痛，妈妈看了既心疼又自责。所以从妹妹出生，小明妈就暗下决心，不让妹妹像小明一样得龋病。最近妹妹长牙了，小明妈立刻行动起来给妹妹刷牙。但

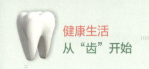

小牙刷一伸到嘴里妹妹就哭闹，外婆看着很担心，既怕牙刷伤着妹妹，又怕妹妹吃牙膏损害身体，更是觉得这么小的孩子没必要刷牙，母女间起了分歧。

 小课堂

1. 儿童多大开始刷牙

（1）从出生后家长就应该每日为宝宝清洁口腔。

（2）一旦乳牙萌出，家长就必须为婴幼儿刷牙。刷牙以机械清洁作用为主，家长可用纱布、指套牙刷或儿童牙刷为婴幼儿刷牙。

（3）当乳磨牙萌出后，家长可使用儿童牙刷为婴幼儿清洁牙齿，特别是接近牙龈缘的部位。

2. 如何挑选儿童牙刷

（1）国家标准规定儿童牙刷的刷头长度 ≤ 2.9 厘米，即 2～3 颗门牙的长度；宽度 ≤ 1.1 厘米，不超过 4 列刷毛；刷毛直径 ≤ 0.18 毫米。

（2）选择小头牙刷便于在口腔里灵活转动，刷到所有牙齿表面。刷毛并不是越细越好，超细刷毛往往硬度不够，不易将牙垢清洁干净。

（3）有些儿童牙刷根据儿童年龄进一步细化，分为 0～3 岁、4～6 岁和 6 岁以上等，也可参考选用。

（4）12 岁左右少年儿童，乳牙替换完成进入恒牙列后，可开始选用成人小头牙刷。

3. 如何为儿童挑选牙膏

国家标准规定儿童牙膏的含氟量为 0.05%～0.11%。结合国内外相关研究结果和结论，推荐患龋风险性高的儿童选用含氟量在 0.10% 以上的含氟牙膏。尽管国际上普遍认为每日使用含氟牙膏与患氟牙症间无相关性，考虑到 3 岁前是氟牙症的易感期，还是应注意控制婴幼儿含氟牙膏的用量。

 知识扩展

如何控制儿童使用含氟牙膏的量

（1）出生 6 个月到 3 岁前的婴幼儿，在第一颗乳牙萌出后，家长应使用含氟牙膏为孩子刷牙，此年龄段儿童不能避免吞咽牙膏，建议使用大米粒大小的含氟牙膏，刷牙后使用纱布、纸巾或手绢擦去多余的唾液即可。

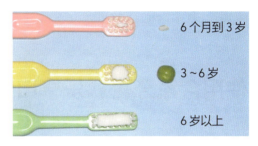

儿童含氟牙膏用量

（2）3 ~ 6 岁儿童使用豌豆大小的含氟牙膏。

（3）6 岁以上可以使用长度 1 厘米左右的含氟牙膏。

 误区解读

使用电动牙刷刷牙比普通牙刷刷得干净，还可以让儿童更早地独立刷牙

使用电动牙刷刷牙不一定比普通牙刷刷得干净，只要刷牙方法得当，普通牙刷和电动牙刷都可以把牙刷干净。

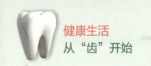

3～4岁幼儿由于学习理解能力和手的精细运动能力发育不足，很难完全掌握正确刷牙方法，家长应为孩子刷牙，每日2次。根据儿童心智发育情况，4岁以上儿童可以开始学习刷牙。建议首先教会儿童使用普通牙刷的刷牙方法。根据儿童的接受程度，再教电动牙刷刷牙。开始时儿童可在家长监督指导下每日刷牙一次，另一次由家长为儿童刷牙，逐步过渡到每日两次刷牙均由儿童在家长监督指导下进行。学龄儿童应该掌握正确的刷牙方法，家长对儿童刷牙起监督指导作用，必要时辅助儿童清洁，并有针对性地指导儿童进一步完善刷牙技能。

使用含氟牙膏，乐享口腔幸"氟"

很多家长谈氟色变，认为孩子容易误吞牙膏，由于含氟牙膏里面有效成分是氟化物，便担心含氟牙膏会像氟化物一样，可能产生不良影响。消费市场利用大众的这一心理，肆意夸大含氟牙膏的副作用，网络上也以此为噱头大做文章。生活在高氟地区的家长更是"恐氟达人"。但是，目前并没有证据证明含氟牙膏会导致这些副作用，恰恰相反，含氟牙膏能够有效预防龋病。

 小课堂 ••••••••••••••••••••

1. 含氟牙膏有什么作用

含氟牙膏中的氟化物具有预防龋病的作用。含氟牙膏中常见的氟化物有三种：氟化钠、单氟磷酸钠、氟化亚锡。

正常情况下，牙齿表面存在脱矿和再矿化的动态平衡，就像天平。如果口腔卫生不良，细菌增多，牙釉质脱矿加重，天平向脱矿倾斜，龋损形成。

使用含氟牙膏刷牙时，氟化物能使局部早期脱矿的牙釉质及时再矿化，使牙齿的晶体结构更结实，不易受到酸的损害，天平逐渐恢复平衡。

因此，含氟牙膏可以帮助维持牙釉质脱矿和再矿化平衡，阻止或逆转龋病的发生。

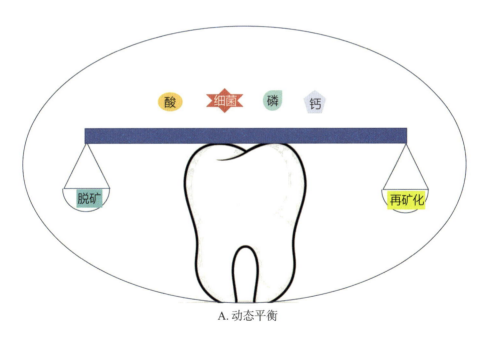

A.动态平衡

含氟牙膏防龋作用示意图

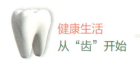
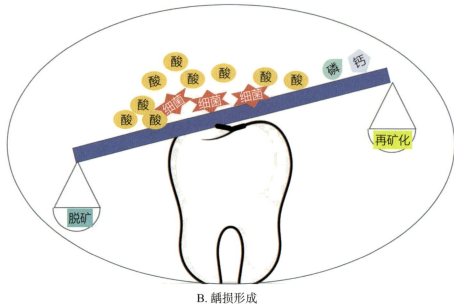

B.龋损形成

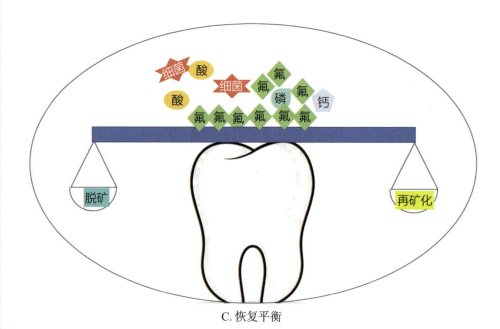

C.恢复平衡

含氟牙膏防龋作用示意图（续）

2. 如何使用含氟牙膏

第一颗牙萌出后，家长就可以开始使用含氟牙膏（氟浓度500～1 100毫克/千克）为孩子刷牙，每天2次。3岁以下儿童使用含氟牙膏用量为米粒大小（15～20毫克），刷牙后家长使用纱布去除或孩子头向下吐出口内余留牙膏。

3～6岁儿童每次使用含氟牙膏用量豌豆大小（约250毫克）。建议家长检查儿童刷牙效果，并坚持每晚帮助儿童认真彻底刷牙一次。

6岁以上儿童及成人使用含氟浓度高于1 000毫克/千克的牙膏刷牙每天两次，每次用量长度约1厘米（约1克）。

妊娠期女性由于体内激素水平的变化，以及口腔环境、饮食习惯及口腔卫生行为方面的改变，患龋概率增加，且目前没有研究发现，孕妇使用含氟牙膏会对孕妇或胎儿产生不良影响，因此建议妊娠期女性使用含氟牙膏刷牙，预防龋病。

老年人因生理性牙龈萎缩导致牙根暴露，极易发生牙颈及根面龋，使用含氟牙膏刷牙能有效预防龋病。

 知识扩展

1. 使用含氟牙膏会导致氟中毒吗

目前并没有用含氟牙膏导致氟中毒的循证医学证据。人们担心使用含氟牙膏会导致氟中毒，是因为牙膏里面含有氟化物。

氟化物是一把双刃剑，在一定剂量范围内，氟具有维护机体正常生理机能和预防疾病的作用，而超过一定剂量可能会发生机体急

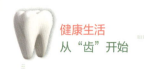
慢性氟中毒。

在我国，慢性氟中毒的人群多分布在农村，主要是由于长期饮用高氟水或燃煤造成的室内空气污染所致，与局部使用氟化物没有关系。

我国市场上的含氟牙膏，都经过了国家检测机构的检测，控制了氟的含量，目前大多数牙膏含氟量为 1 000 ~ 1 100 毫克 / 千克，不超过 1 500 毫克 / 千克，也就是说，1 克牙膏的含氟量不会超过 1.5 毫克。氟化物可能中毒剂量是 5 毫克 / 千克，对于成人（60 千克）来说，需要摄入 300 毫克以上的氟，相当于一次吞服下约 1.66 支 120 克装的成人含氟牙膏，才可能会引起中毒。但成人刷牙一般每次用量长度约 1 厘米的含氟牙膏，则每次刷牙大概用量相当于 1 毫克氟离子，所以对成人来说含氟牙膏是完全安全的。

2. 怎么选择含氟牙膏

（1）看成分：在挑选牙膏的时候可以看成分表，里面是否有氟化钠 / 单氟磷酸钠 / 氟化亚锡。

（2）看浓度：在外包装上看是否有标明国家规定含氟牙膏的含氟浓度。

 误区解读

儿童不可使用含氟牙膏

这个观点错误。事实上，儿童使用含氟牙膏能够有效预防乳牙和恒牙龋病，同样情况下，含氟浓度高的牙膏的防龋效果比含氟浓度低的牙膏要好。但有很多家长担心高浓度氟化物的安全性，其实，相比较含氟浓度，更需要注意的是含氟牙膏的用量。为避免不必要的牙膏误吞，应严格把握 6 岁以下的儿童含氟牙膏的用量。

扬长避短，用氟有道——浅谈局部涂氟

两岁的丫丫和爸爸妈妈在摄像师的引导下，大笑着拍下了全家福，取回照片后妈妈突然发现，丫丫的牙齿有些黄色的小坑。父母带着丫丫到口腔医院检查，发现有多颗龋齿，医生诊断为低龄儿童龋。因为丫丫年龄太小，全程哭闹且无法沟通和治疗。医生建议可以定期进行局部涂氟延缓龋病的进展速度，同时也可以降低丫丫的恐惧感，便于后期进行补牙治疗。医生指导家长学习幼儿口腔卫生护理方法，以及有利于牙齿健康的饮食方式和饮食习惯。

 小课堂

1. 氟是牙齿的朋友——正确认识氟

氟化物预防龋病是 20 世纪口腔医学对人类的伟大贡献之一。氟广泛地存在于自然界，是人体健康必需的微量元素之一。大量的证据表明适量的氟能维持牙齿健康，也可对机体代谢产生一定的积极影响。

2. 用氟有道——局部用氟和全身用氟

氟化物防龋的应用可分为局部用氟和全身用氟。

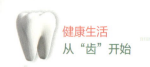

局部用氟是采用不同方法将氟化物直接作用于牙的表面，从而抑制牙齿表面的溶解脱矿和促进再矿化，提高牙齿的抗龋力。例如含氟牙膏、含氟漱口水、含氟凝胶、含氟泡沫与含氟涂料。其中含氟牙膏和含氟漱口水个人日常可选择使用，而其他局部用氟需要由专业人员操作。

全身用氟是通过摄入含氟化物食物、经胃肠道消化吸收进入血液循环，然后转输至牙体及唾液等组织，达到预防龋病的目的。例如饮水加氟、牛奶氟化等。

3. 不同人群的局部涂氟建议

局部涂氟是由专业人员将氟化物涂料涂抹在牙齿表面来提高牙齿的抗龋力，仿佛给我们的牙齿套上了一层金钟罩。

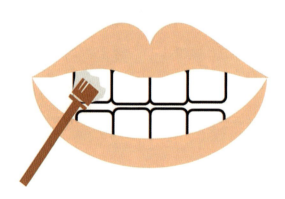

局部涂氟

不同人群局部涂氟的时间间隔也有所不同。

当婴幼儿牙齿萌出后，即可到口腔医院进行涂氟预防龋病发生，通常建议每年涂氟 2 次。

对于进行牙齿矫正的青少年，建议每三个月进行 1 次局部涂氟，能有效降低龋白斑的发生。

对于患龋风险较高的儿童和成人，可以增加到每年涂氟4次。

对于牙龈萎缩根面暴露的牙周病患者或老年人，每年2次定期使用氟化物也可有效降低根面龋的发生。

 知 识 扩 展

1. 扬长避短——合理用氟

氟和人体其他必需矿物质钠、钾等一样，对人体的效应与剂量有关，而为了最大程度发挥氟化物防龋的优势，同时避免人体摄入过量氟导致的副作用，氟化物的推广应用，适合于在低氟地区、适氟地区以及龋高危人群。口腔医师进行专业局部用氟是安全的，也能有效降低龋病发生的风险。

2. 局部涂氟后应当注意些什么

涂氟后45分钟内不进食、不喝水，24小时内不漱口、不刷牙、不用牙线、不咀嚼硬的食物（如坚果）以及苹果、芹菜等自洁作用好的食物，以保证涂料与牙面的长时间的接触。涂料一般在24～48小时逐渐缓释掉。

 误 区 解 读

局部涂氟后，就可以一劳永逸，不会再得龋病了

当然不是！龋病是多因素导致的疾病，涂氟只是增强了牙齿的抗酸能力，但在牙缝和𬌗面窝沟点隙等氟难以涂到的地方效果有

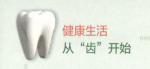

限。因此，还应该应用窝沟封闭预防窝沟龋，加上有效刷牙、使用含氟牙膏、科学饮食和定期口腔检查联合，才能全方位地保护牙齿健康。

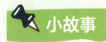 **小故事** 氟防龋的起源

20世纪初美国科罗拉多州，当地许多居民牙表面呈现棕色或白色条纹，称为斑釉牙，随后调查发现该现象和当地饮用水有关，这些饮用水中的氟含量远高于普通饮用水，故又改称为氟牙症。

科学家们发现氟牙症流行的地区患龋率低，研究揭示了氟与龋病和氟牙症三者之间的关系：随着饮水氟含量增加患龋率降低，当饮水氟含量在1毫克/升时能最大限度减少龋病发生，并控制氟牙症增加。这些研究奠定了氟化物在龋病预防中的应用和发展。

窝沟封闭后就不会得龋病了吗

小女孩："妈妈，你明天带我去做窝沟封闭嘛！我们班很多同学爸妈都带他们去医院做窝沟封闭了！"

妈妈："什么是窝沟封闭？我怎么都不知道呢？"

小女孩："前两天有一个医生阿姨到我们班给我们上课，她说窝沟封闭就是给新长出来的牙穿上'保护衣'，特别是新长出来的六龄齿，能预防龋病。"

妈妈："这么厉害呀！那妈妈明天就带你去医院做窝沟封闭。"

小女孩："耶，我的六龄齿马上也要穿上'保护衣'了！"

 小课堂

1. 什么是六龄齿

六龄齿的学名是第一恒磨牙。正常情况下，是乳牙全部萌出后，从门牙正中开始往后数的第 6 颗牙，因为一般在孩子 6 岁左右直接萌出，称为六龄齿。六龄齿的上方没有乳牙被替换，很多家长容易把它误认为是能被替换的乳牙，从而忽略了对它的预防和早期治疗。

2. 什么是窝沟封闭

六龄齿和其他磨牙的表面一样，都是凹凸不平的，这些凹陷的部位就叫作窝沟。一些食物残渣和细菌很容易藏到窝沟里面，刷牙也很难彻底清洁，因此窝沟是牙齿上特别容易发生龋坏的薄弱部位。

窝沟封闭是一种简单有效、不损伤牙齿的龋病预防技术。具体来说就是用一种高分子复合树脂材料，涂在牙齿窝沟表面，液态的树脂在进入窝沟后固化变硬，形成一层保护性的屏障，就像给牙齿穿上一层保护衣一样，使牙齿免受细菌的侵蚀。

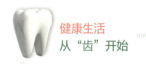
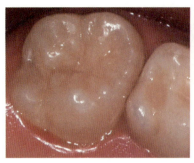
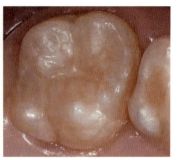

A.窝沟封闭前　　　　　　　B.窝沟封闭后

窝沟封闭

3. 什么样的牙齿适合进行窝沟封闭

一般而言，窝沟封闭的适应证包括以下几点：深窝沟，特别是可以卡住探针的牙齿；其他牙齿，特别是对侧同名牙患龋或有患龋倾向；儿童牙齿萌出后达到咬合平面即适宜作窝沟封闭，一般在萌出后 4 年之内。

4. 窝沟封闭是否会危害孩子身体健康

很多家长担心孩子做窝沟封闭会对孩子的身体有危害，也害怕医生操作时孩子会痛。其实，窝沟封闭剂是一种有机高分子材料，对人体无害。窝沟封闭对牙齿也没有损伤，操作过程也不会疼痛，仅需要孩子张大嘴巴配合医生即可。操作过程主要是用毛刷清洁牙面，酸蚀后涂布封闭剂，一般不磨除牙体组织。

 知识扩展

1. 为什么六龄齿如此重要

影响咀嚼功能：六龄齿牙根粗壮，是口腔中咀嚼面积最大的牙齿，如果被破坏，将使患儿的咀嚼功能下降，加重胃肠道负担，影响营养吸收。

导致牙齿不齐：六龄齿是最先萌出的恒牙，起到定海神针的作用，对其他牙齿的正常萌出和整齐排列非常重要，它的破坏脱落将影响患儿其他牙齿的整齐排列。

影响颜面部发育：六龄齿龋坏后，由于疼痛的关系，患儿往往多用另一侧牙齿咀嚼，长时间偏侧咀嚼会导致颜面部发育不对称。

2. 做完窝沟封闭之后需要注意什么

窝沟封闭可以有效预防牙齿窝沟处的龋坏，不能有效预防牙齿其他部位的龋坏，因此，如果不注意口腔卫生，牙齿的其他部位仍有可能发生龋坏。

窝沟封闭并不是一劳永逸的，窝沟封闭的材料可能会逐渐磨耗变薄，甚至脱落。家长们仍需要监督和帮助孩子在日常生活中做好口腔卫生维护，认真有效刷牙，每 3～6 个月定期到正规的口腔医疗机构进行口腔检查，及时发现问题，防患于未然。

📌 小故事　窝沟封闭的诞生过程

20 世纪 50 年代，美国牙医迈克尔·G. 布欧诺科尔博士注意到孩子们的牙齿表面存在许多沟缝，容易积存食物残渣，成为致龋菌滋生的温床。这让他不断思考如何更好地保护这些脆弱的牙齿。

布欧诺科尔博士从磷酸在工业上提高金属表面附着力的应用中获得灵感，发现磷酸同样能使牙釉质表面变得粗糙，从而增强树脂材料的黏附力，形成有效的防护屏障。这一创新的酸蚀技术一经发

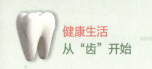

表，便引起巨大轰动，很快窝沟封闭就得以在口腔中应用，巧妙地填补了牙齿的细小沟缝，显著减少龋齿的发生，守护了孩子们的口腔健康。

定期洁牙的必要性和效果如何

多年前，小明因刷牙时牙龈出血在口腔医院就诊，被诊断为牙龈炎，接受了牙周治疗。治疗后牙龈不再出血，恢复了口腔健康。医生建议他每6个月或1年去医院定期洁牙，但他没在意，一直没去。1年半后刷牙时牙龈又出血了，于是他赶紧再去医院就诊，医生告诉他牙龈炎复发了，他再次接受了牙周洁治。这次治疗后，他坚持每半年去医院复查，接受牙周检查和定期洁牙，现在已经快8年了，未再发生牙龈出血，一直保持着牙周健康。

 小课堂 ● ● ● ● ● ● ● ● ● ● ● ● ● ● ● ●

1. 为什么要定期洁牙

牙菌斑是引起牙龈炎、牙周炎的病因。牙菌斑若未被刷牙等措施及时清除，会矿化形成牙石，牙石表面总有一层菌斑，从而导致牙周疾病。

牙菌斑会不断形成，在被完全清除后，很快又会重新形成，牙石是不能被刷牙清除的，只能通过洁牙来清除。因此需要定期洁牙，达到预防和治疗牙周疾病的目的，也能维持牙周治疗的长期疗效。

清洁的牙齿、健康的牙龈，带来口气清新，也带来美丽的外观，同时给人以自信。

2. 什么人需要定期洁牙

牙周健康者、治愈后的牙龈炎患者、治疗后的牙周炎患者，都需要定期洁牙。尤其吸烟者更要定期洁牙。

3. 定期洁牙有什么效果

健康人的牙面同样会形成菌斑和牙石，如不及时清除，就会发生牙龈炎和牙周炎，定期进行检查和洁牙，及时清除菌斑和牙石，可以防止牙周疾病的发生，保持牙周健康，并促进全身健康。

牙龈炎患者通过治疗后疾病可以痊愈，如果口腔卫生控制不好，菌斑再堆积和牙石再形成，牙龈炎就会复发。因此定期洁牙，保持口腔卫生，可以防止牙龈炎的复发。

牙周炎患者牙周治疗后，需要定期复查和定期维护，其中定期洁牙就是定期牙周维护的重要措施，以便维护长期疗效，防止牙周炎发展，预防牙周疾病复发。

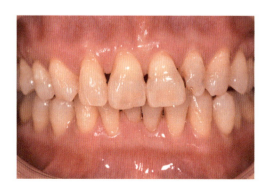

慢性牙周炎治疗后长期定期维护的表现

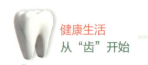

吸烟者牙面有许多烟斑、色素，影响美观，伴有口腔异味，同时烟斑上易于堆积菌斑，且吸烟会导致局部免疫功能降低，易发生牙周疾病，因此更需要定期洁牙，达到预防疾病、清新口气、获得美观等的效果。

 知识扩展

牙周炎遗传易感，有家族史的人除定期洁牙外，定期牙周检查也不容忽视

牙周炎会有一定的遗传倾向，发病早进展快的牙周炎家族聚集性更明显。

如果父母有牙周炎，子女患牙周炎的可能性较大，这样的人如果只是接受定期洁牙，不做牙周检查，可能会失去早期发现牙周炎并进行治疗的机会，待出现牙齿松动等症状时，牙周炎往往已经较重，治疗难度增大。因此，父母有牙周炎的人除定期洁牙外，定期牙周检查不容忽视。

 误区解读

只要定期洁牙就不会发生牙周炎

不一定。定期洁牙可清除菌斑和牙石，起到预防牙周炎的作用，但单纯定期洁牙不够，还需要日常自我清除菌斑，保持口腔卫生。如已有牙周炎，仅定期洁牙不能阻止牙周炎发展。

定期牙周检查，及早发现和治疗牙龈炎，也是防止发生牙周炎

的重要因素。

机体对疾病的易感性也是牙周炎发生的重要因素，有些人仅有少量菌斑就会发生疾病，因此需要更严格的菌斑控制、更密切的牙周检查和对病情的监控。

口腔癌的预防措施有哪些

王奶奶今年80岁，长期佩戴的全口义齿已经用了5年了，一直比较合适，近半年以来，下颌的假牙不贴合，发现牙龈有溃疡，以为就是上火，吃了些药，又局部用了点溃疡贴，一直不见好转，而且越来越痛，没办法才来找口腔科医生检查。口腔医生告诉她说可能是牙龈癌，应该早些就诊，积极采取措施早些预防口腔癌的发生。

 小课堂 • • • • • • • • • • • • • • • • • •

1. 尽早消除口腔内致癌因素

预防口腔癌最好的方法就是远离慢性刺激。局部口腔黏膜长时间受到尖锐的残根、残冠、不适合假牙的刺激，致使局部黏膜受到慢性损伤，久之会增加患癌风险。如果同时伴有长时间吸烟、饮酒、咀嚼槟榔的嗜好，则更容易导致口腔癌发生，这就像是伤口上撒盐，来自烟、酒、槟榔等的致癌物直接接触了受损的黏膜，黏膜细胞癌变的概率会大大增加。因此，预防口腔癌应远离局部不良刺激，保持口腔健康状态。

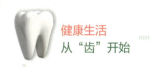
2. 预防口腔癌为什么要定期口腔检查

预防口腔癌要定期进行口腔检查：①可以及时发现和处理口腔中的不良刺激因素，如牙齿残根、残冠、不良修复体等，减少口腔癌的发生概率；②可以发现癌前病变和早期口腔癌，使疾病能得到及时诊断治疗；③有的口腔癌位置隐蔽，自己对镜检查看不出来，需要到医院找专业医生就诊，才能早期发现。定期口腔检查的周期因人而异，一般成人每年至少应检查一次。

3. 应养成哪些良好生活习惯

口腔癌的发生可能与吸烟、饮酒、咀嚼槟榔等不良习惯有关。因此，要戒烟，避免酗酒，不咀嚼槟榔。

不要吃过烫、过硬、烧焦、过于刺激的食物。做到平衡饮食，适量食用富含优质蛋白的食物，如牛奶、鸡蛋等，多吃含纤维素和维生素较多的食物，多吃蔬菜水果。

睡眠充足，保持乐观积极的生活态度。精神紧张容易造成人体功能失调，会诱发肿瘤的发生。所以保持良好的心理状态，对预防肿瘤有一定的意义。

 知识扩展

1. 为什么不吸烟、不嗜酒、不碰槟榔也会得口腔癌

长时间吸烟、饮酒、咀嚼槟榔、进食过度烧烤煎炸食物，口腔卫生状况不良等因素容易引起口腔癌。除了这些外界致癌因素外，以下也与口腔癌有关。

（1）有癌症家族史的家庭，其下一代可能更容易患癌。

（2）机体免疫状况也是重要因素，免疫缺陷病的患者更容易发生癌症。进行异体器官移植的患者，由于长期使用全身免疫抑制治疗，其发生恶性肿瘤的概率比一般人高。

（3）免疫因素又和人的精神状况好坏密切相关，孤独、失望、情绪克制、性格刻板特征的人，癌症发病的可能性较大。

（4）性激素与癌症发生有关，长期使用雌激素可使患子宫内膜癌的危险增加 10 ~ 20 倍，同时得乳腺癌的机会也会大大增多。

因此，在养成良好生活习惯的同时，还要保持乐观向上的精神状态。

2. 口腔癌会传染吗

曾有人做过实验，把患癌症的动物与健康动物长期同笼饲养，并未发现健康动物也患癌。在医院里，长时间同住一个病房的不同种类的癌症患者，没有发现相互间传染。和不同癌症患者直接接触的医护人员，也没有被传染癌症。

因此，癌症患者不必与他人隔离。和癌症患者接触的人，不必顾虑和恐惧被传染患癌症。不过，虽然癌症不是传染病，但有些和病毒感染有关的口腔癌，如 HPV 感染引发的口腔癌，就应该注意预防患者和其他人之间 HPV 交叉感染。另外，按卫生防病的要求，在家庭日常生活中，提倡分餐，并且要适当消毒处理患者的用品和排泄物。

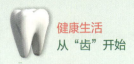

 误区解读

口腔溃疡吃点抗生素就可以了

　　这个观点错误。多数人对口腔癌缺乏认识，不知道口腔也会患癌，常把早期口腔癌的溃疡等当作上火，自行服用抗生素，服药后疼痛有所改善，以为有效，几经折腾，等到局部溃烂严重、疼痛明显时，往往已是中晚期，失去了早治疗的机会。有些口腔癌患者吃抗生素也能减轻症状，暂时的有效是因为口腔癌在有菌的口腔环境中常伴有慢性感染，抗生素控制了感染，给人有效的假象。

如何预防错𬌗畸形的发生

　　豆豆从小喜欢吃细软的食物，奶奶会习惯把食物切得细细碎碎，煮得软软塌塌，吃个苹果也是不仅削皮，而且切成小条小片。姑姑是医生，看到了很不赞成：咀嚼器官不锻炼的话会退缩，换完牙会不齐的；而且软糯的食物缺乏自洁作用，是龋病的引发原因。后来果然让姑姑说着了，豆豆做矫正的时候，医生直挠头，说拔四颗牙都不够排齐用的。

 小课堂

1.　早期矫治和预防性措施包括什么

　　早期预防主要是消除环境因素对牙列发育的影响，阻断轻症错𬌗畸形的发生发展，建立适宜的牙槽骨和牙量的匹配关系，维护好口腔卫生，调整不利的替牙顺序对牙齿建立正确咬合关系的干扰。

2. 为什么要加强咀嚼训练

牙列拥挤是现代人最为常见的错𬌗畸形表现。因为人类直立行走、学会用火，再加上工业文明时代食物加工更加完善，导致颌骨、牙槽嵴、咀嚼肌较古人退化，牙齿磨耗大为减轻，形成牙量和骨量的不平衡，反映在咬合上即为牙列拥挤。所以加强咀嚼训练有助于调整牙量和骨量的不协调，有利于预防常见错𬌗畸形。

3. 为什么要纠正不良习惯

少年儿童生长发育期的不良习惯，可能对生长发育造成可塑性影响，包括以下几种情况：吐舌习惯，可能导致开𬌗等表现；咬下唇习惯，可能导致下颌后缩等表现；吮指习惯，可能导致上腭深窄前凸等表现；啃指甲习惯，可能导致前牙拥挤等表现。

4. 为什么要积极进行乳牙防龋

从牙列整齐角度，乳牙龋病会影响牙列替换，影响后续恒牙的萌出位置和间隙量，如乳磨牙邻面龋或因龋早失，远中的恒磨牙会前移，令牙弓长度缩短，牙量骨量不调。

5. 为什么要关注腺样体和扁桃体的大小

虽然儿童会有腺样体、扁桃体的生理性肿大，但是过于肥大，可能因呼吸困难改变下颌位置，从而影响正常的颌骨发育。其中腺样体肥大可能导致上牙弓尖窄前凸，腭盖高拱，下颌后缩且后旋，呈现腺样体面型；扁桃体肥大，可能导致下颌前突、前牙反𬌗的扁桃体面型。

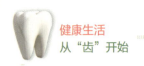
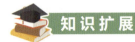

1. 完美的天然咬合需要哪些因素

牙列整齐需要凑齐先天条件和后天条件。

先天条件，即要有良好的遗传基因，妊娠期母亲要身体健康、没有咬合问题，胚胎发育正常。

后天条件，即从出生起牙胚和颌骨没有受到急慢性疾病、内分泌、营养不良的影响；乳牙列发育正常，替牙顺序和萌替过程良好；牙齿形态和数目正常；牙列周围组织健康；小朋友没有不良习惯，并具备良好的咀嚼习惯。

1955 年我国以"理想正常𬌗"为标准进行人群调查，91.2% 达不到这个标准；2000 年以"个别正常𬌗"为标准，调查显示 72.9% 达不到这个标准。

2. 早期矫治是必需的吗

矫治并不是越早越好，推荐在适宜的生长发育时期做适宜的事情。

在恒牙完全萌出之前，重要的是戒除不良习惯、纠正环境因素、解除有不良诱导的局部问题。刺激颌骨发育也要安排在其快速发育期，才能达到事半功倍的效果。

如果不了解各阶段生长发育的表现和特点，过早干预反而可能好心办坏事。

定期口腔检查的作用和周期如何

李女士每天早晚都刷牙，但从未去医院进行过口腔检查。一年前，她刷牙时发现牙龈出血，以为是上火了，但随后牙龈出血越来越严重，有时早晨起床还发现唾液里带有血丝、牙齿酸软无力，其他同事说她有口臭，不愿意靠近她，严重影响了日常工作生活。她来医院，医生告诉她已经患有牙周炎，同时发现她还有其他口腔疾病，告诉李女士要及时治疗，建议她今后每 6～12 个月到医院定期进行口腔检查，早发现早治疗。

 小课堂 • • • • • • • • • • • • • •

1. 一般需要多久进行一次口腔检查

定期口腔检查和定期体检一样重要。无论是婴幼儿、青少年、成年人还是老年人，都需要进行定期的口腔检查，不同年龄定期检查的时间也不一样。

（1）学龄前儿童处于生长发育期，龋病进展较快，应每 3～6 个月进行一次口腔检查；学龄儿童应每 6 个月进行一次口腔检查。对于易感龋的儿童应该缩短定期口腔检查的时间。

（2）成年人一般每 6～12 个月进行一次口腔检查。如有怀孕准备，建议将口腔检查作为备孕检查项目之一。

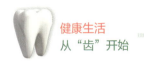

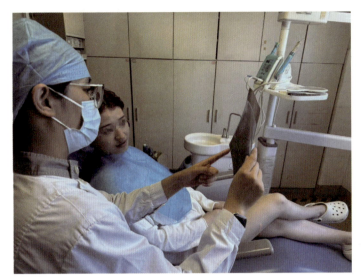

定期口腔检查

2. 定期口腔检查的内容有哪些

（1）检查口腔内是否存在软垢、牙菌斑、色素和牙结石等。

（2）检查口腔内是否存在牙龈红肿、牙龈出血、牙齿松动等。

（3）检查口腔内是否存在龋齿，原补牙材料是否完好，有条件的可进行龋易感性检测。

（4）检查口腔内是否存在残根、残冠，以及反复发炎或位置不正的智齿。

（5）检查口腔内是否存在牙齿缺失，假牙使用情况以及是否有新的隐患。

（6）检查口腔黏膜是否存在异常颜色斑块或疼痛，口腔内是否有肿块。

（7）检查是否存在颜面部畸形或错𬌗畸形等情况。

（8）检查颞下颌关节是否有关节弹响、关节疼痛等现象。

（9）学习日常生活中正确有效地维护口腔健康的方法，比如正确刷牙，牙线、牙间隙刷等的使用方法等。

（10）学习良好的饮食和生活习惯，了解日常生活中影响口腔健康的因素。

（11）必要时辅助检查：例如借助 X 线片，了解可疑龋、错殆畸形等疾病的进展。

 知识扩展

1. 定期口腔检查的意义是什么

口腔最常见的两大类疾病是龋病和牙周病，在疾病的早期可以没有任何症状，因此，定期进行口腔检查，可以了解口腔健康状况，早期发现问题，及时治疗，将疾病控制或消灭在萌芽状态。某些全身性疾病最早表现为口腔异常，定期口腔检查有助于发现这些疾病。在医生的帮助下了解自己的口腔健康程度，进行保健咨询，获得更多的口腔保健知识，学会正确而有效的自我口腔保健方法。

2. 第一次口腔检查应该在什么时候

在婴幼儿时期，第一颗乳牙长出后 6 个月内最迟不超过 12 个月龄，由家长带去医院找专科医生进行第一次口腔检查。请医生帮助评估孩子的口腔健康状况，这个阶段主要是预防性指导。

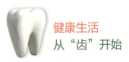

 误区解读

牙齿不痛并且每天都有坚持刷牙，所以没必要定期去医院口腔检查

即使牙齿不痛，并且有每天刷 2 次牙的习惯，仍然有必要进行定期口腔检查。

口腔疾病重在预防，定期口腔检查就是在没有口腔疾病或没有任何不适的情况下，定期让牙医进行口腔健康检查，通过医生的帮助，获得口腔保健知识，学会正确而有效的自我口腔保健方法。

同时定期口腔检查有利于疾病的早发现早诊断早治疗，而不是已经出现明显的疼痛症状了才去就医。

答案：1. B；2. D；3. ×

健康知识小擂台

单选题：

1. 适合儿童的刷牙方法是（ ）

    A. 横刷法　　　　　　　B. 圆弧刷牙法

    C. 水平颤动拂刷法　　　D. 随便刷

2. 适合做窝沟封闭的牙齿是（ ）

    A. 牙齿表面的窝沟浅且宽敞，容易清洁

    B. 牙齿已经发生龋坏

    C. 牙齿还未完全萌出，部分被牙龈覆盖

    D. 牙齿完全萌出，牙面未发现龋洞且有深窝沟

判断题：

3. 牙齿从来都没痛过，所以没必要进行定期口腔检查。（ ）

口腔健康，
预防为先——
口腔疾病的预防
措施自测题

（答案见上页）